SABINE EILMSTEINER · ELISABETH NUSSBAUMER



# Magisches DUFT RÄUCHERN

111 WOHLFÜHLAROMEN
FÜR DAS STÖVCHEN
AUS KÜCHE, GARTEN UND
WALD

KNEIPP
VERLAG WIEN

# INHALT

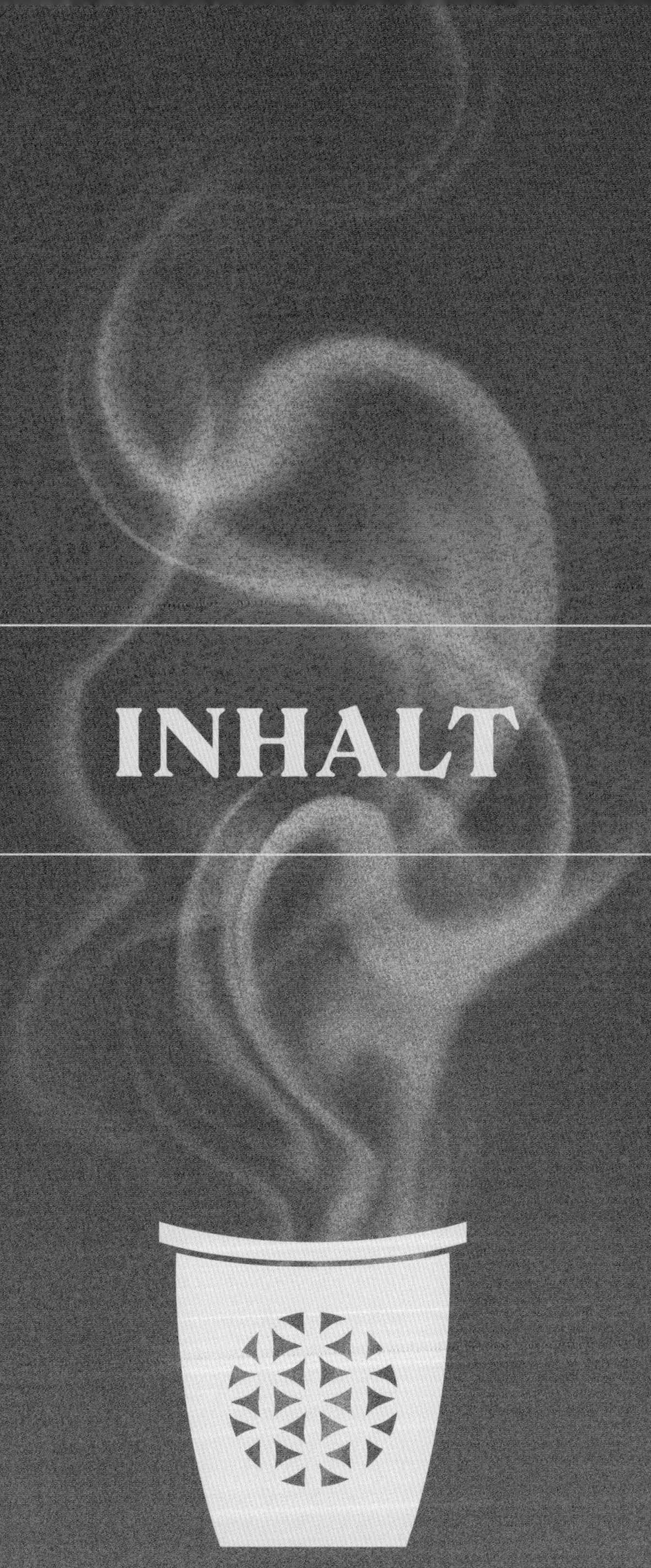

# Vom Wiederentdecken des Riechens

„Wir haben das Riechen nicht verlernt,
sondern nur vergessen,
darum können wir es leicht wiederentdecken."

ANDREAS KELLER,
GENETIKER UND PHILOSOPH

Die Fähigkeit zu riechen, Aromen wahrzunehmen, ist für uns ein ungemein wichtiger Teil des Lebens. Unzählige Dufterinnerungen schlummern in uns und lassen schon beim Hineinspüren Gefühle aufsteigen: der typische Geruch der Küche der Großeltern, Tannenreisig beim Adventkranzbinden, der Duft der Jahreszeiten, von bestimmten Pflanzen, besonderen Orten, Menschen und Erlebnissen. Sie erinnern uns an prägende Abschnitte unseres Lebens: Riechen ist völlige Präsenz und zugleich Erinnerung, wir sind im Hier und Jetzt und diese Wahrnehmung verankert uns in Raum und Zeit.

In diesem Buch haben wir 111 Aromen versammelt – von Gehölzen und Kräutern bis hin zu Pilzen und Gewürzen. Schon beim Sammeln und Verarbeiten der Pflanzen bekommen wir die Möglichkeit, mit uns selbst und dem immerwährenden rhythmischen Kreislauf der Natur tiefer in Beziehung zu treten. Wir betrachten diese Geschenke aus der Natur als beseelte Kostbarkeiten, die es mit Achtsamkeit zu schützen und zu bewahren gilt.

Das Räuchern auf dem Stövchen – eine geniale und sehr einfache Art des Räucherns ohne Kohle – ist eine wunderbare Möglichkeit, in Düfte einzutauchen. Durch das Verräuchern werden verschiedenste Wirkstoffe der Pflanzen und Pilze freigesetzt. Die sich verströmenden einzigartigen Düfte wirken über viele Mechanismen auf uns ein. Sie bieten uns eine ausgesprochen positive, wirkungsvolle Unterstützung in unterschiedlichen Lebensbelangen.

Nicht alle von uns können einen eigenen Garten als Sammelort nützen, aber vielleicht den von Freundinnen, Freunden oder Bekannten. Auch jeder Waldausflug kann zur Sammeltour werden. Aus Respekt und Dankbarkeit gegenüber den pflegenden Waldbesitzern und im Einklang mit der Natur sollte dies immer mit Hausverstand und in Achtsamkeit geschehen: Umgestürzte Bäume oder „Sturmgeschenke" sind gute Sammelquellen! Manche der genannten Pflanzen lassen sich auch gut auf dem Balkon oder der Fensterbank ziehen. Wer sich seine Räucherpflanzenvielfalt aus Gärtnereien oder von (heimischen) Saatgutvermehrern in den Garten oder auf den Balkon holt, leistet ganz nebenbei einen ökologischen Beitrag, denn Duftpflanzen sind oftmals große Insektenmagneten. Beim Kauf von Pflanzenmaterial (in Apotheken, Drogerien und online) achten wir immer auf Bio-Qualität. Dasselbe gilt für unser Räuchergut aus Küche und Vorratskammer: Wir verräuchern (und essen) vorzugsweise fair gehandelte Gewürze und Lebensmittel aus biologischem Anbau.

Wenn Sie nun neugierig geworden sind und Ihren Räucherhorizont auf dem Stövchen erweitern wollen, liegen Sie mit diesem Buch genau richtig. Wir wünschen Ihnen ein genussvolles (Wieder-)Entdecken des Riechens!

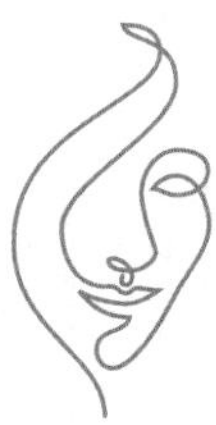

*Sabine Eilmsteiner*

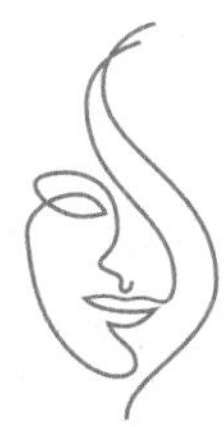

*Elisabeth Nussbaumer*

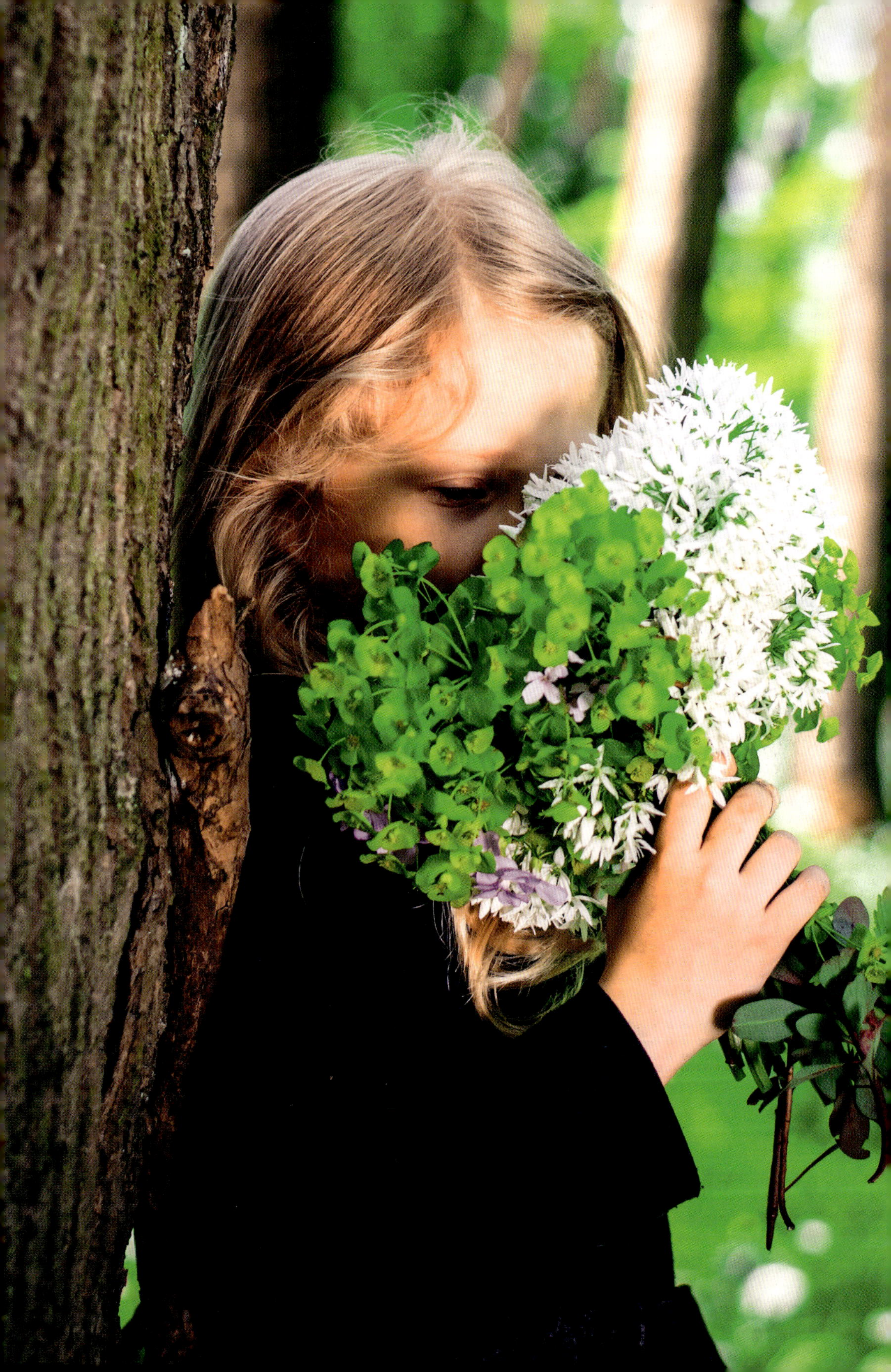

# WUNDERWELT DES RIECHENS

## EINE REISE ZU DEN WURZELN UNSERES DUFTERLEBENS

# DAS RIECHEN

## UND WAS DABEI IM KOPF GESCHIEHT

Der Riechsinn ist einer der ältesten Sinne – unsere „modernen" Gehirne haben sich aus dem ursprünglichen Riechhirn entwickelt. Die Umwelt mit der Nase wahrnehmen zu können, war in längst vergangenen Zeiten überlebenswichtig und kann uns auch jetzt noch vor verdorbenen Lebensmitteln schützen. Leider verkümmert diese Fähigkeit in unserer modernen Welt mit ihrer Reizüberflutung immer mehr. Trotzdem ist dieser besondere Sinn im Unterbewussten ständig am Arbeiten und beeinflusst, angefangen von der Partnerwahl bis hin zu unserem Wohlbefinden oder Unwohlsein, oftmals in Sekundenbruchteilen unser Leben.

Wir besitzen in unserer Nase 20 bis 30 Millionen Riechzellen – jede von ihnen ist darauf spezialisiert, nur einen von über 350 möglichen Leit-Düften wahrzunehmen. Diese Rezeptoren kann man sich wie ein Schloss vorstellen, welches durch das jeweilige Duftmolekül, den Schlüssel, aktiviert wird. Der Geruchsforscher Hanns Hatt spricht anschaulich von einer Art „Alphabet" mit 350 bis 400 verschiedenen „Buchstaben". Jeder Duft kann aus bis zu über 100 verschiedenen „Buchstaben" bestehen und bildet so, wie zum Beispiel beim Kaffee, ein sehr komplexes „Duftwort".

Verarbeitet werden die elektrischen Impulse mit ihrer Vielzahl an Kombinationsmöglichkeiten zum Teil im Großhirn, wo sie mit abgespeicherten Erfahrungen abgeglichen werden und neue Verknüpfungen bilden. Auf noch viel schnellere Weise kommt die Information auch ins limbische System, den Sitz der Emotionen, des Lernens und der Instinkte. Riechen ist so viel mehr, als einen Duft wahrzunehmen und zu bewerten. Riechen ist der Schlüssel zu unseren Erinnerungen, die Grundlage für die Produktion zahlreicher Hormone und damit maßgeblich für unsere Stimmung verantwortlich.

Frauen haben, was das Riechen anbelangt, gegenüber Männern einen kleinen biologischen Vorteil – mit fast doppelt so vielen Neuronen in den Riechkolben (eine Gehirnregion) funktioniert die Geruchsverarbeitung bei ihnen grundsätzlich besser. Hinsichtlich der Anzahl der Sinneszellen in der Nase selbst gibt es trotz variierender Größen unserer äußeren „Riechzinken" zwischen Mann und Frau keine nennenswerten Unterschiede.

## „RIECHEN" MIT DEM TRIGEMINALEN SYSTEM

Abseits des Riechens mit der Nase und des Schmeckens mit der Zunge gibt es eine dritte Möglichkeit, chemische Stoffe wahrzunehmen. Mittels des Trigeminus-Nervs – einem Warn- und Schmerznerv – können wir u.a. scharf, brennend, heiß, kalt, frisch und schmerzend wahrnehmen. Über das Riechen oder auch über Schleimhautkontakt wirken manche ätherischen Öle äußerst eindrücklich auf uns – man denke hier an Menthol, Ammoniak oder Capsaicin aus der Chili. Für ein optimales Riecherlebnis arbeiten unsere Systeme immer zusammen und beeinflussen sich auch gegenseitig.

## ÄTHERISCHE ÖLE ALS SCHLÜSSEL ZUM RIECHEN

Alle Duftpflanzen enthalten ätherische Öle, aber nur in geringen Mengen – höchstens 1 bis 2 Prozent, meist sogar weniger. Ausnahmen bilden die klassischen Gewürze. Ätherische Öle setzen sich aus einer Vielzahl an leicht flüchtigen Molekülverbindungen zusammen und werden unter anderem beim Zerkleinern und Erhitzen von pflanzlichen Bestandteilen frei. Dazu zählen die Gruppe der sogenannten Terpene und die der aromatischen Verbindungen. Ihre Wirkungen auf den Körper sind ebenso vielschichtig wie ihre Arten. Von belebend, stimmungsaufhellend bis keimtötend sind hier viele Effekte bekannt und wissenschaftlich belegt.
In der Natur dienen die ätherischen Öle den Pflanzen dazu, Insekten zur Bestäubung anzulocken, aber auch als Kommunikationsmittel, um andere Pflanzen zu warnen und bei Schädlingsbefall Gegenspieler zu rufen. Die keimtötende Eigenschaft vieler ätherischer Öle schützt Pflanzen darüber hinaus vor Krankheiten und Fressfeinden: Die Pflanze hat hier sozusagen ihre eigene Apotheke. Auch der eigene Lebensraum wird mit Aromen verteidigt, sodass sich andere Pflanzen nicht

so leicht ansiedeln. Vor übermäßiger UV-Strahlung und Wasserverdunstung schützen sie sich ebenfalls mit ätherischen Ölen, die sich als gasförmiger Schutzmantel um die Pflanze legen.

## DUFTREZEPTOREN IM KÖRPER

Duftrezeptoren sind nicht nur in der Nase zu finden, sie wurden in unterschiedlicher Dichte auch in anderen Körperzellen entdeckt. Viele Studien zeigen, dass Duft eben nicht nur eine Sache des Riechens ist – Aromen können über die Atmung, über Hautkontakt, aber auch über die Ernährung auf unsere Körperfunktionen wirken. Über das Blut gelangen Duftstoffe auch zum Herzen und in andere Organe – die Wissenschaft steht hier noch auf recht unbekanntem Terrain und macht laufend neue Entdeckungen. Beispielsweise nutzt man synthetischen Sandelholzduft mit einer positiven Wirkung auf die Wundheilung und das Haarwachstum.

Erst kürzlich wurde herausgefunden, dass selbst Tumorzellen Duftrezeptoren besitzen – erstaunlicherweise sogar mehr als gesunde Zellen. Auf welche Duftstoffe die Tumorzellen reagieren, ist Gegenstand zahlreicher Forschungen – bisher hat man ca. 20 Prozent davon entschlüsseln können. Im Falle von Leberkrebszellen wirkt zum Beispiel Zitrusduft auf das Wachstum hemmend. Mit der Herausforderung, entsprechende Duftstoffe in ausreichender Dosierung zu im Körperinneren liegenden Zellen zu bringen, eröffnen sich für die Zukunft ganz neue, schonende Wege der Krebstherapie.

## DUFT UND GEDÄCHTNIS

Eine im Jänner 2020 veröffentlichte Studie der Uni Freiburg legt den Schluss nahe, dass Düfte auch beim Lernen unterstützen. Eine Gruppe von Schülern wurde beim Vokabellernen mit Rosenräucherstäbchen beduftet (ohne sie anzuzünden). Derselbe Duftreiz wurde dann auch in der Nacht gesetzt. Neben der großen Wichtigkeit von ausreichendem Schlaf zeigte die „Räucherstäbchengruppe" deutlich bessere Testergebnisse als eine Vergleichsgruppe. Das Aroma selbst ist aber austauschbar und muss nicht unbedingt Rose und auch kein Räucherstäbchen sein.

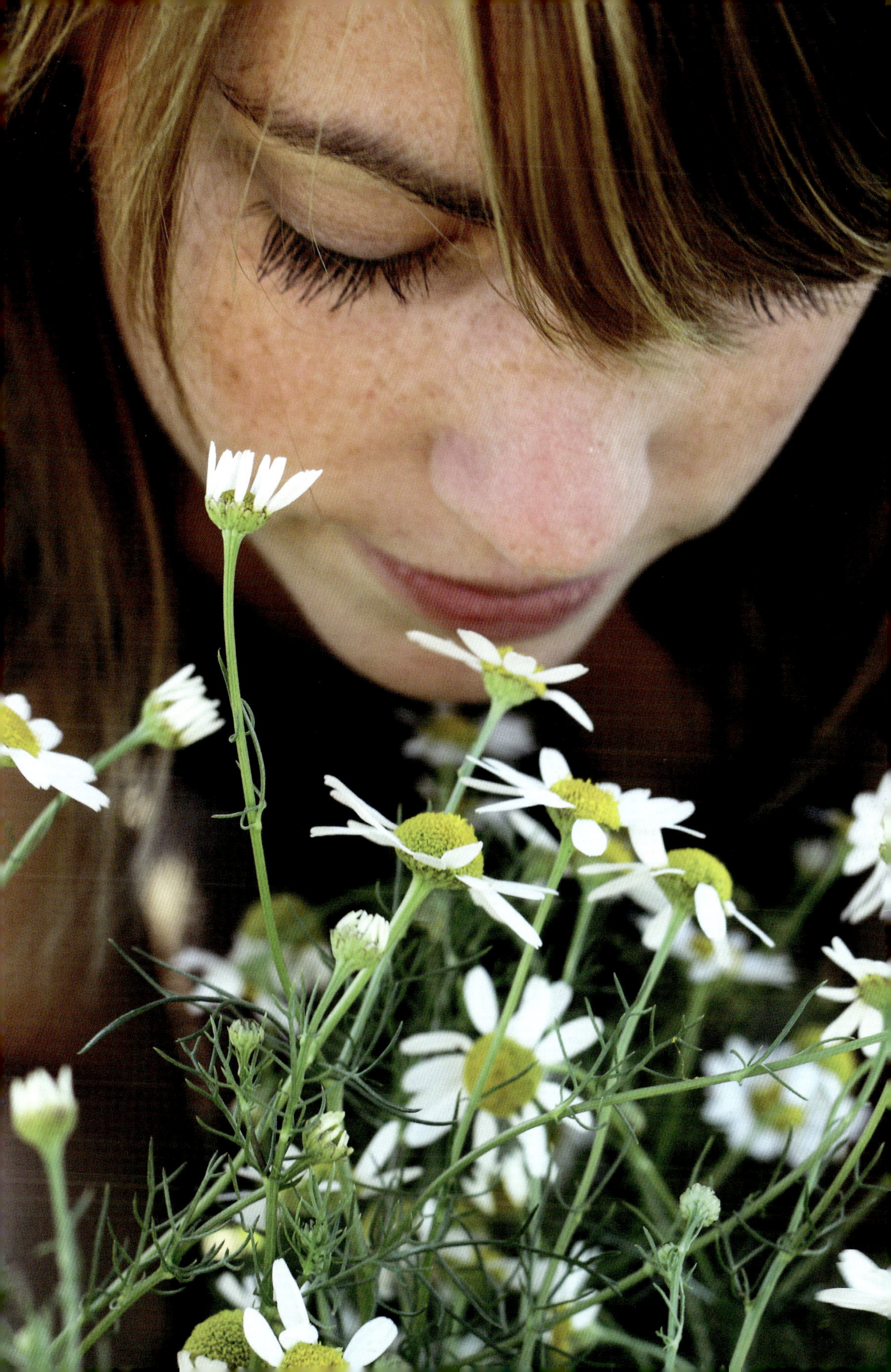

Um die Wirkung auf die Arbeit mit dem Stövchen zu übertragen, empfehlen wir vor allem anhaltende, raumfüllende Düfte, die in weiterer Folge auch die Konzentration steigern. Hier scheinen uns vor allem Lavendel, Zimt, Lorbeer oder Johannisbeerholz gut geeignet zu sein. Während des Lernens und nochmals kurz vor dem Einschlafen kann eine solche Räucherung helfen, „Gepauktes" in den Langzeitspeicher zu bringen. Tagsüber kann der Duft von Kalmus, Ingwer und Rosmarin die Konzentration fördern und das Gedächtnis unterstützen. Wegen ihrer anregenden Wirkung sind diese jedoch für eine Abendräucherung nur bedingt geeignet.

## DUFTTRAINING – MIT RIECHEN ZU MEHR GENUSS UND LEBENSFREUDE

Die Empfindlichkeit von Riechrezeptoren wird zum Teil vererbt, aber das Riechen selbst ist ein Sinn, den man trainieren kann. Da wir mit unserem Geschmackssinn auf der Zunge nur süß, salzig, sauer, umami und bitter unterscheiden können, ist bereits beim Essen der Geruchssinn dafür ausschlaggebend, ob uns Speisen schmecken oder nicht. Eine zu starke Aromatisierung lässt den Sinn eher verkümmern – wie einen Muskel, dem man keine Herausforderung bietet. Statistisch gesehen nimmt das Geruchsvermögen ab einem Alter von etwa 60 Jahren immer stärker ab (bei Männern früher als bei Frauen). Spätestens zu diesem Zeitpunkt – aber natürlich schon viel früher, auch bei Kindern und Jugendlichen – kann ein bewusstes Riechtraining die Duftwelt und damit auch den Genuss beim Essen um einiges bunter machen.

### WISSENSWERTES

**Um den Mehrwert unseres Riechens praktisch auszuprobieren, empfehlen wir, sich beim Kauen einer Speise einmal kurz die Nase zuzuhalten. Erst wenn man sie wieder öffnet, kommt tatsächlich Fülle ins Spiel.**

## DUFTTRAINING IN DER PRAXIS

- Nehmen Sie sich zweimal täglich ein paar Minuten Zeit und üben Sie sich im aktiven Riechen.

- Wählen Sie hierfür 4 bis 6 verschiedene Düfte – auf dem Stövchen bieten sich Kräuter, Gewürze & Co mit ihren natürlichen Dufterlebnissen besonders an. Auch in der Natur oder im Haus finden sich aromatische Quellen – eine Blume, Parfüm, verschiedenste Lebensmittel oder Gegenstände.

- Probieren Sie möglichst verschiedene Duftrichtungen – blumig, fruchtig, harzig, würzig ...

- Setzen Sie sich regelmäßig, aber nur kurzfristig besonderen Duftreizen aus. Eine „Dauerbeduftung" führt zur Gewöhnung und erzielt im Körper keine Effekte mehr.

- Nehmen Sie den Duft mit geschlossenen Augen und in Ruhe wahr. Beobachten Sie, was der Duft auslöst, mit welchen Erinnerungen er verknüpft ist. Ein geistiges Visualisieren und Benennen kann die Wirkung noch verstärken.

- Auch wenn Sie den Eindruck haben, den Duft nicht „richtig" wahrzunehmen, oder kaum etwas davon riechen, sollten Sie nicht aufgeben und weiterhin trainieren. Damit wird das Gehirn angeregt, sich wieder neu zu vernetzen.

- Erweitern Sie Ihr Training: Erinnern Sie sich auch ohne Duftquelle immer wieder einmal an Situationen und ihre spezielle Duftnote. Wie riecht es nach einem Sommerregen oder welches Aroma verströmen frisch gebackene Kekse? Können Sie sich den Geruch von frisch gemähtem Gras oder von Lagerfeuer in den Moment holen?

**WISSENSWERTES**

**Regelmäßiges Riechtraining erhöht die Lebensfreude und den Genuss, kann Krankheiten vorbeugen, in manchen Fällen sogar die Heilung unterstützen (Depressionen, Angststörungen ...) und verbessert als „Gehirnjogging" die Denkleistung.**

Tägliches Riechtraining zeigt nach etwa drei Monaten, spätestens einem halben Jahr, die ersten spürbaren Erfolge, was wir mit unseren intensiven Stövchen-Experimenten durchaus bestätigen können. Es kommt zu einer gesteigerten Wahrnehmung, zu einer deutlich „bunteren" Umwelt. In vielen Fällen kann man mit etwas Durchhaltevermögen eine Verbesserung des Geruchssinns erreichen. Zusätzlich wird die Abnahme des Riechvermögens im Alter meist um einige Jahre hinausgezögert.

Riechen ist, anders als Sehen und Hören, vor allem eine aktive Wahrnehmung, um die man sich etwas bemühen muss. Viele Gerüche entfalten sich erst, wenn wir unsere Nasen unmittelbar der Quelle aussetzen. Riechen kann also, mit Begeisterung und etwas Geduld, zu einer zunehmend abenteuerlichen Reise werden. Es führt zu mehr Genuss im Leben und darüber hinaus zu einer gesteigerten Gedächtnisleistung. Aktives Riechen regt die Bildung von Synapsen an und führt damit zu einer besseren Vernetzung im Gehirn.

**DUFT-ADVENTSKALENDER:** In der Vorweihnachtszeit jeden Abend eine andere Pflanze, ein anderes Gewürz auf das Stövchen legen. Den Duft bewusst wahrnehmen, nach Assoziationen suchen. Beobachten, ob und welche Emotionen ausgelöst werden. Besinnlich zusammensitzen und dabei das Riechen trainieren – ein genussvolles Erlebnis für die ganze Familie.

**DUFT-RATESPIEL:** Vorrätiges Räuchergut wählen und, ohne dass es andere sehen können, auf dem Stövchen platzieren. Die Mitspieler raten, um was es sich dabei handeln könnte – von ganz leicht wie Zimt bis herausfordernd wie Rosa Pfeffer. Vertiefend kann man sich auch über die aufkommenden Bilder und Erinnerungen zu dem Duft austauschen und versuchen, das Riecherlebnis mit eigenen Worten kreativ zu beschreiben.

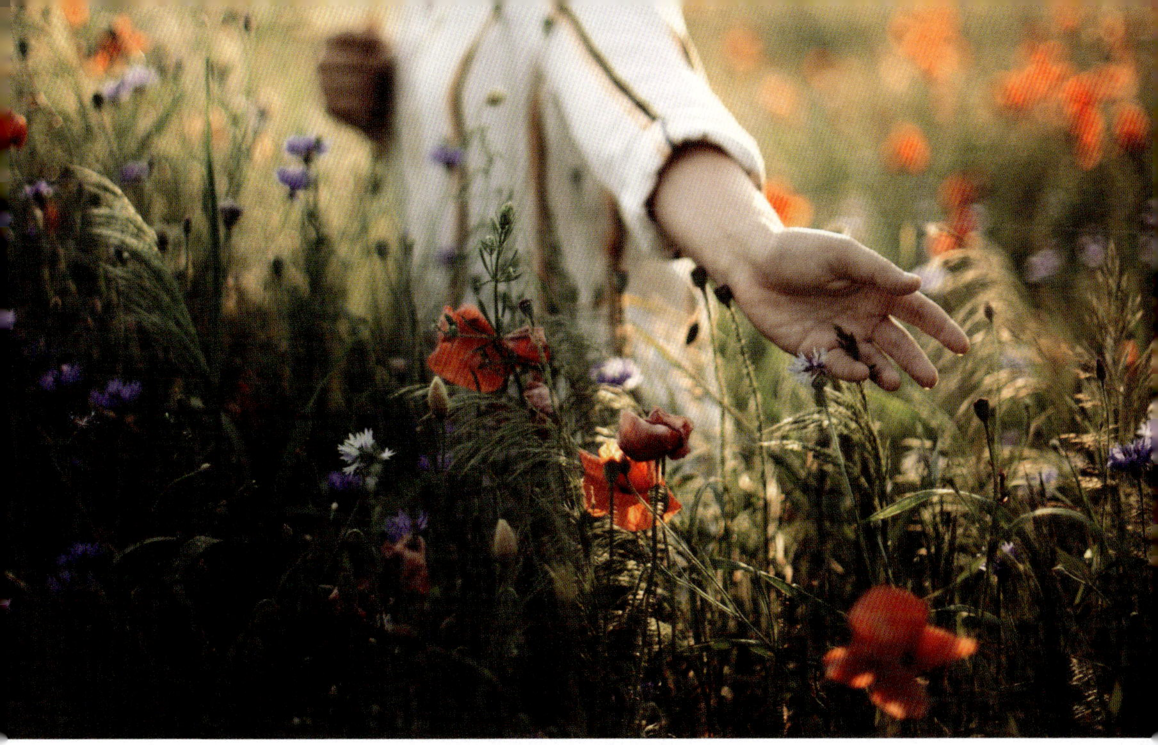

**DUFT-SPAZIERGANG:** Beim Spazierengehen immer wieder innehalten und schnuppern. Sind die Düfte vertraut? Wo liegt ihre Quelle? Sind sie jahreszeittypisch? Welche Blüten, Pflanzen etc. duften ansprechend und könnten auf dem Stövchen verräuchert werden? Die tägliche Runde mit der Nase sehen!

## RIECHEN UND REGENERATIONSFÄHIGKEIT

Einige Erkrankungen, bestimmte Medikamente, Verletzungen oder fortgeschrittenes Alter können kurz- wie auch langfristig die Fähigkeit des Riechens und damit auch des genussvollen Schmeckens beeinträchtigen (Hyposmie) oder sogar den völligen Verlust des Riechvermögens mit sich bringen (Anosmie).
Bei Parkinson-Krankheit und Alzheimer-Demenz wurde beobachtet, dass eines der ersten Symptome fast immer der Verlust der Riechschärfe ist. Auch Patienten mit Angststörungen und Depressionen haben in diesem Bereich oft Defizite. Bei chronischen Nasennebenhöhlenentzündungen, nach einem Schädel-Hirn-Trauma oder bei und nach manchen viralen Infekten ist dies ebenso bekannt. Im Fall von Covid-19 regenerieren sich die Riechzellen glücklicherweise zu einem

hohen Prozentsatz nach spätestens einem Monat vollständig – sofern es überhaupt zu derartigen Symptomen gekommen ist.
Faszinierenderweise können sich Riechrezeptorzellen, als große Ausnahme innerhalb des Nervensystems, immer wieder vollständig erholen. Sie erneuern sich ungefähr alle sechs Wochen bis sechs Monate. Bewusstes Dufttraining kann diese Selbstheilung positiv unterstützen und schneller zu einer besseren Riechfähigkeit führen – vorausgesetzt die Ursache liegt nicht bei den Stammzellen, beim Riechnerv oder im Gehirn selbst. Im Falle von Depressionen und Angststörungen ist unter Umständen mit dem beschriebenen täglichen Riechtraining eine Besserung der Grunderkrankung möglich. Es wird auch angenommen, dass bei Demenzerkrankungen mit Riechtraining ein Hinauszögern der Symptome möglich sein könnte. Zumindest kann ein Riechtest bereits bei der Früherkennung und Diagnosebestätigung von Demenz und Parkinson hilfreich sein.

## WAHRNEHMUNG VON WOHLGERUCH

Ob ein Duft als angenehm oder unangenehm wahrgenommen wird, hat verschiedenste Gründe. Zum einen ist es natürlich die chemische Zusammensetzung. So werden Substanzen, die Schwefelverbindungen beinhalten, oft als „stinkend“ empfunden, wohingegen Benzolringverbindungen für unsere Nasen eher blumig und fruchtig duften. Wohlgeruch hat aber auch immer etwas mit der richtigen Dosierung

### SABINE

Mit etwa 8 Jahren zog ich mir eine Lebensmittelvergiftung zu. Ich war mit meinen Eltern in Linz unterwegs gewesen und hatte dort mit kindlichem Appetit eine Bosna und später einen Faschingskrapfen verschlungen. Ich habe keine Ahnung, welches der beiden Lebensmittel in den darauffolgenden Tagen für meinen recht erbärmlichen Zustand verantwortlich war, doch auch jetzt, nach über 30 Jahren, empfinde ich den Duft einer Curry-Zwiebel-Ketchup-Mischung sowie den eines gekauften Krapfens immer noch hochgradig unangenehm. Ein Paradebeispiel negativer Konditionierung.

zu tun, ebenso mit unseren unterbewussten Erwartungen und Konditionierungen. Die Wahrnehmung von verschiedensten Düften kann sich daher im Leben immer wieder verändern – aber nicht nur durch gute oder schlechte Erfahrungen, sondern auch durch die aktive Einstellung zu Gerüchen.

## MANIPULATION MIT DÜFTEN

Über dieses Thema wird nicht unbedingt gerne gesprochen. Modernes Marketing macht es sich aber zunutze: Mit dem Ziel, ein Produkt gut zu verkaufen, bedient man sich gern des Umstandes, dass Düfte direkt auf das Unterbewusstsein und unsere Emotionen wirken. Knapp unterhalb der Wahrnehmungsgrenze soll dies am besten funktionieren. So wurde beobachtet, dass an Spielautomaten, die „beduftet" werden, um bis zu 45 Prozent mehr Umsatz gemacht wird. Daraus entwickelte sich eine ganz neue Berufsgruppe, die sogenannten „Air Designer". Vom Duft eines Hotelfoyers bis hin zum Innenraum eines neuen Autos wird nichts dem Zufall überlassen. Faszinierend und doch auch im höchsten Maße bedenklich, wenn Illusion und „Täuschung" zu einem gängigen Instrument werden, Kaufinteressen zu verfolgen.
Weniger manipulativ können wir diesen Umstand aber auch bei der Arbeit mit dem Stövchen nutzen. Wissen wir um ein anstehendes unangenehmes Gespräch, können wir mit „Eisbrechern" wie Waldmeister, Tannenreisig oder Gewürznelken eine offene, sanftmütige Stimmung herbeiführen.
Es ist auch möglich, uns selbst auszutricksen. Wenn wir in Lebensmomenten, in denen wir uns sehr glücklich fühlen, mehrfach an einem bestimmten Duft riechen bzw. eine bestimmte Pflanze verräuchern, wird dieses Riecherlebnis positiv besetzt und kann uns auch in herausfordernden Zeiten positiv stimmen.

### WISSENSWERTES

Seit 2013 ist der 27. Juni der „Weltdufttag" und somit einer wichtigen Sinneswahrnehmung gewidmet. Düfte können einiges: Sie sind Schlüssel zur Erinnerung, Stimmungstrigger, Grund für Lebensfreude und Genuss, Gedächtnistrainer, Warnsystem, Heilungsimpulsgeber und noch viel mehr.

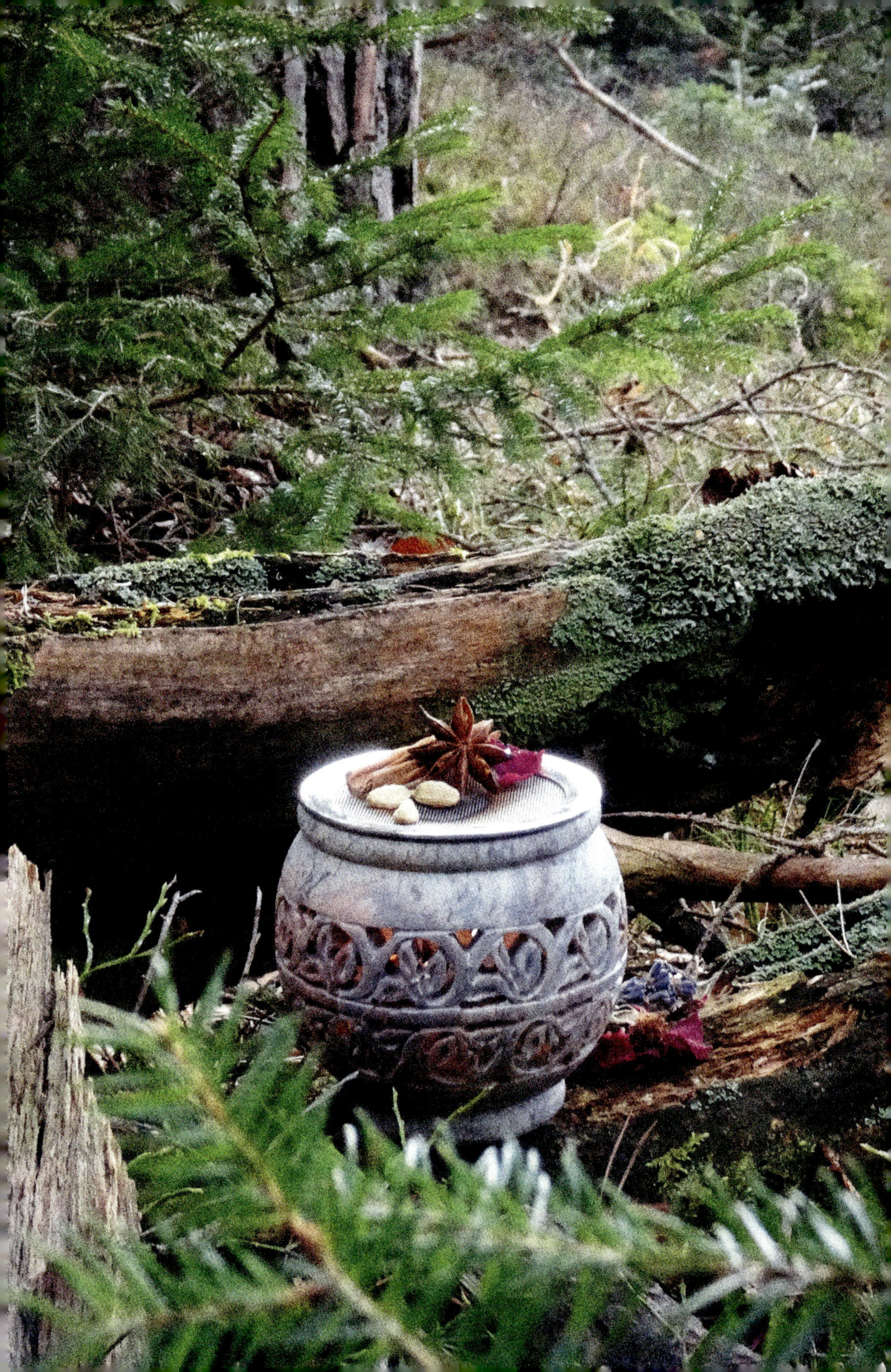

# RÄUCHER-ZAUBER

VOM WUNDER PFLANZE
ZUM ERFÜLLENDEN DUFTERLEBNIS

# DAS RÄUCHER-STÖVCHEN

## IM BLICKPUNKT

Ein Stövchen gleicht auf den ersten Blick einer Duft-/Aromalampe, besitzt aber anstatt der Schale für Wasser und ätherisches Öl ein feines Metallsieb aus Edelstahl als Auflagefläche. Es gibt verschiedenste Varianten, unter anderem aus Speckstein und Ton. Wie man sein Räucherstövchen selbst herstellt, können Sie in der Klappe dieses Buches nachlesen.
Bei der Anschaffung eines Stövchens gilt es darauf zu achten, dass vom Boden bis zum Gitter mindestens 9 cm Abstand bestehen. Sehr niedrige Stövchen eignen sich in der Regel nur zum Verräuchern von Harzen, nicht aber für feinere Kräuter und Blüten. Empfehlenswert sind vor allem auch breitere Varianten, weil man hier die verschiedenen Temperaturzonen viel besser nutzen kann. Gute Räucherergebnisse kann man auch mit höhenverstellbaren Weihrauchbrennern (auch Siebgefäß genannt) erzielen – meist sind diese aber sehr filigran und haben eine kleine Auflagefläche.
Als Wärmequelle dient ein gewöhnliches Teelicht. Empfehlenswert sind hier „Öko-Teelichter" aus nachwachsenden Rohstoffen und heimischer Produktion oder kleine Bienenwachskerzen, die in dafür geeigneten Teelichtgläsern zum Einsatz kommen. Bienenwachsteelichter findet man häufig bei Verkaufsständen oder Geschäften der örtlichen Imker – sie sind regional, ökologisch und haben zusätzlich einen guten Duft, aber auch eine etwas kräftigere Flamme als ein gewöhnliches Teelicht. Hier kann es helfen, den Docht etwas zu kürzen.
Wir empfehlen paraffinfreie Varianten ohne Aluminiumhülsen.

**TIPP**

**Möchte man Wachsreste aus Teelichtgläsern entfernen, stellt man diese einfach längere Zeit in den Gefrierschrank. Nach dem Einfrieren reicht etwas Druck mit einer Messerspitze und die Wachsschicht springt mühelos ab. Dies funktioniert teilweise auch mit kompakten Harzresten auf Räuchertellern gut.**

## CHECKLISTE FÜR EIN GUTES RÄUCHERSTÖVCHEN

- mindestens 9 cm Höhe
- mindestens 9 cm Siebdurchmesser
- günstigerweise eine seitliche Öffnung, um das Teelicht leicht tauschen, anzünden und ausblasen zu können
- ein Räucherblech oder -teller für das Verräuchern von Harzen

## UMGANG MIT DEM STÖVCHEN

Grundsätzlich kann jede Pflanze, jeder pflanzliche Bestandteil und auch jeder Pilz verräuchert werden und eröffnet uns damit eine fast unerschöpfliche Bandbreite an Wohlfühlaromen. Klassisch wird immer getrocknetes Räuchergut verwendet, es ist jedoch auch möglich, frische Pflanzenteile auf das Stövchen zu legen. Meist braucht frisches Material etwas länger, bis es einen Duft entwickelt. Das Aroma weicht von dem der getrockneten Variante häufig etwas ab – durchaus intensiv, aber im Raum weniger anhaltend. Das Pflanzengut trocknet in diesem Fall langsam direkt auf dem Stövchen und kann dann leider auch schnell schwarz werden und verbrannt riechen. Getrocknetes Räuchergut ist – einmal richtig auf dem Stövchen platziert – in der Regel konstanter in der Duftgebung. Zum Herstellen von Räuchermischungen eignen sich nur getrocknete Kräuter, einerseits um sie gut zerkleinern und andererseits um den Überschuss der Mischung dann auch haltbar aufbewahren zu können.

Das jeweilige Räuchergut wird unmittelbar vor dem Gebrauch in einem Mörser zerkleinert oder mit den Händen zerpflückt. Die enthaltenen ätherischen Öle werden durch das Zerstoßen und Aufbrechen frei und sorgen für ein intensives Dufterlebnis. Das Räuchergut kann ohne Wartezeit gleich nach dem Entzünden des Teelichts auf das Gitter gelegt werden. Es wird zunächst am Rand des Stövchens platziert. Entwickelt es nach kurzer Zeit noch keinen Duft, wird das Räuchergut schrittweise immer weiter in das Zentrum des Gitters geschoben. Dafür eignet sich ein länglicher Gegenstand aus Holz oder Metall – zum Beispiel ein einfacher Holzstab oder ein Löffel, damit man sich nicht die Finger verbrennt.

Viele „Räuchereinsteiger" nehmen fälschlich an, die Kräuter müssten auf dem Stövchen zu rauchen beginnen. Beim Räuchern ohne Kohle geht es aber vor allem um den Duft, die Raumatmosphäre und in weiterer Folge natürlich auch um die feinstoffliche Wirkung der Kräuter. Wird das Räuchergut zu heiß verräuchert, kann es natürlich auch zu rauchen beginnen. Wenn überhaupt ist dies aber nur ein sehr kurzes, dafür raumfüllendes Dufterlebnis. Lavendel ist eines der überschaubaren Beispiele, die auch rauchend noch angenehmen Duft verbreiten. Viele feine Kräuter und Wurzeln riechen bei zu hoher Temperatur schnell unangenehm verbrannt, was natürlich nicht im Sinne unseres Dufträucherns ist. Zusätzlich besteht bei Räuchergut, das zu hohen Temperaturen ausgesetzt wurde, die Gefahr des Entzündens.

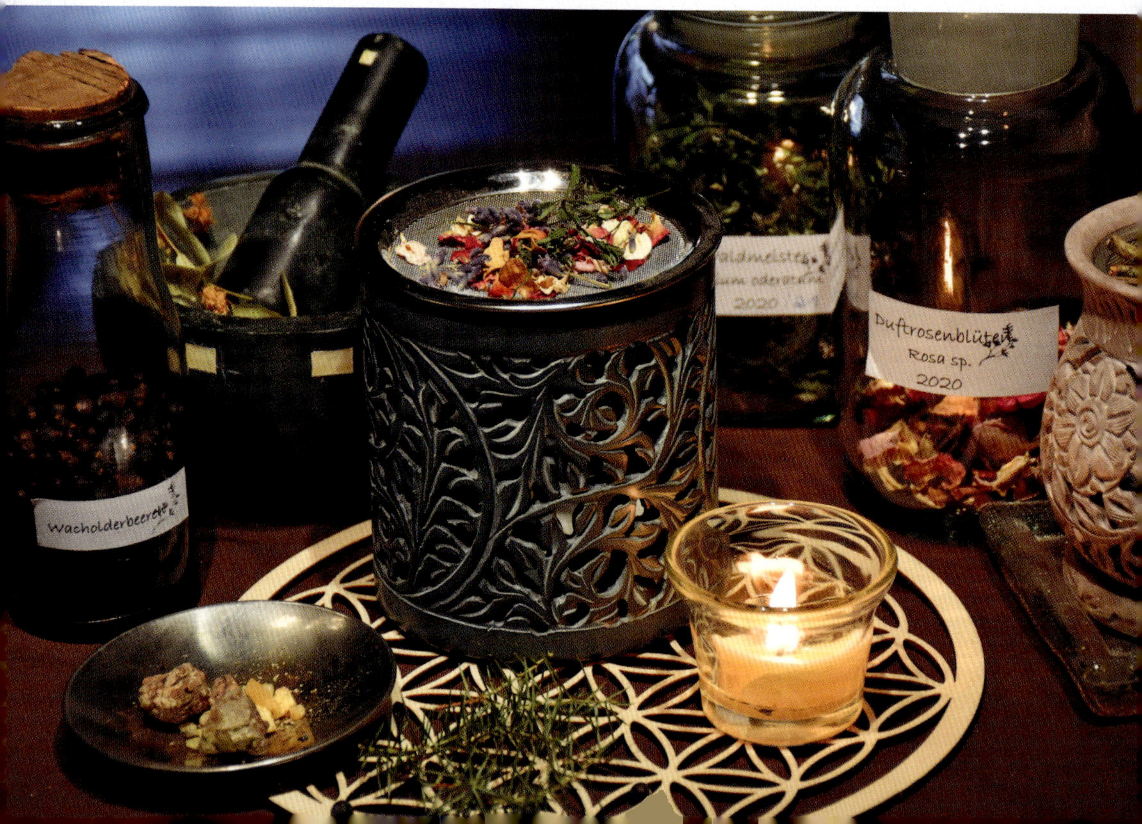

Die Dauer des Räucherns richtet sich nach den persönlichen Vorlieben. Grundsätzlich kann das Kräutergut so lange belassen werden – gegebenenfalls mit zwischenzeitlichem Wenden oder neuerlichem Zerkleinern –, wie es den Raum mit einem wohltuenden Duft füllt. Dies kann je nach gewählter Pflanze und der zur Verfügung stehenden Zeit wenige Minuten, aber auch einmal eine Stunde dauern. Kräuter können auf diese Art und Weise mehrere Male verwendet werden. Haben sie sich dunkel verfärbt oder geben kein Aroma mehr ab, wandern sie bei uns aber nicht in den Biomüll. In achtsamer Handlung wird das „verbrauchte" Räuchergut gesammelt und entweder im Herd- oder Lagerfeuer gänzlich verascht oder der Natur auf andere wertschätzende Weise zurückgegeben.

## HARZ AUF DEM STÖVCHEN

Werden auf einem Stövchen Harze oder Mischungen mit Harzbestandteilen verräuchert, empfiehlt sich eine dafür geeignete Räucherunterlage. Hierfür gibt es bereits viele Varianten im Handel. Die kleineren Räucherplatten sind mit ihrer Größe und flachen Form nur bedingt geeignet. Pures Harz kann sich schnell verflüssigen und trotz dieser Unterlage auf das Gitter tropfen. Räucherbleche mit einem kleinen Rand eignen sich schon besser. Sehr praktisch sind die mittlerweile erhältlichen Räucherteller. Sie sind nach unten hin vertieft und können einfach anstatt des Räuchersiebes eingesetzt werden. Das Verwenden von leeren, wachsfreien Teelichtschälchen ist möglich, sollte aber aus ökologischer Sicht nicht die Praxis sein. Von Alufolie ist klar abzuraten. Ein frisches Brombeer- oder Efeublatt kann ebenso als gitterschützende Unterlage verwendet werden – eine umweltbewusste, günstige Variante, wenngleich das Blatt zusätzlich einen leichten Eigenduft verströmt und auch mit seiner feinstofflichen Wirkung präsent ist.
Brombeerblätter werden mit der Blattunterseite zum Teelicht gewandt aufgelegt, da sich das Blatt beim Erwärmen nach oben hin aufdreht. Es verträgt größere Hitze relativ gut, ist aber mit seiner Wirkung in Richtung Schutz und Abgrenzung nicht mit jedem (jeder) Harz(mischung) gut kombinierbar.
Das Efeublatt hat einen noch stärkeren Eigenduft, verträgt hohe Hitze schlecht, verändert aber dafür nicht seine Form. Beim Verräuchern ist seine eher kühlende, klärende Wirkung mitzuberücksichtigen.

Es ist auf jeden Fall viel sinnvoller, unschöne Harzverklebungen gleich im Vorfeld zu vermeiden, als das Gitter später aufwendig reinigen zu müssen. Am praxistauglichsten zeigt sich hier eindeutig der Räucherteller.

**WISSENSWERTES**

**Zerkleinertes Räuchergut immer am Rand des Stövchengitters platzieren. Sobald sich in der Mischung Harze befinden, sollte eine Unterlage verwendet werden. Ein Stövchen, wie jedes offene Feuer, nie unbeaufsichtigt verwenden und immer auf eine stabile, hitzebeständige Unterlage stellen!**

Das Räuchergitter des Stövchens ist im Übrigen nicht dafür gedacht, dort Räucherkohle zu platzieren. Dafür eignen sich spezielle Netzgefäße oder, klassisch, mit Sand gefüllte Räucherschalen.
Manchmal wird empfohlen, Sand als Wärmepuffer auf das Stövchengitter zu streuen. Dies ist nicht wirklich praktikabel. Ausreichender Abstand und die richtige Position über dem Teelicht sorgen für ein optimales Ergebnis – ganz ohne zusätzlichen Aufwand.

## REINIGUNG DES STÖVCHENS

Sofern Harz nicht direkt auf dem Räuchergitter verräuchert wird, erübrigt sich meist auch eine Reinigung. Ist es dennoch zu harzigen Verklebungen gekommen, können diese in einer Kerzenflamme verascht werden. Dafür hält man das Stövchensieb mit einer Zange direkt in eine Flamme und wartet, bis das Harz komplett verbrannt ist – danach lassen sich die Rückstände mit einer Metallbürste gut entfernen. Bei leichter Verfärbung oder matterem Glanz kann das Gitter gegebenenfalls auch im Geschirrspüler gereinigt werden. Das Stövchen selbst sollte man – je nach Material – nur von Hand vorsichtig abwaschen. Wachsreste lassen sich mit kurzer Einwirkzeit in heißem Wasser lösen.

## VORTEILE DES STÖVCHENS

- Keine Rauchentwicklung und daher auch keine Aktivierung eines Rauchmelders.
- Kaum Feinstaubbelastung.
- Keine Wartezeit im Gegensatz zu Räucherkohle (hier kann das Durchglühen und die Entwicklung der optimalen Hitze je nach Kohlengröße bis zu 10 Minuten dauern).
- Vielfältige Dufterlebnisse mit aromatherapeutischem Effekt.
- Räuchergut kann meist selbst gesammelt werden, bzw. ist im Fall von Gewürzen oft im Haus vorrätig und wird damit zu einer sehr preisgünstigen Variante der Raumbeduftung.
- Natürliches Räuchergut kann kaum überdosiert werden – ätherische Öle, wie sie für Aromalampen verwendet werden, können mitunter die Schleimhäute reizen und für Kleinkinder gefährlich werden.
- Natürliches Räuchergut ist in der Regel für Asthmatiker, die Aromaöle meiden sollten, besser verträglich.
- Ein Stövchen wird meist auch von räucherskeptischen Familienmitgliedern oder Arbeitskollegen positiv aufgenommen.
- Einfache Handhabung für den täglichen Gebrauch.
- Günstige Anschaffungskosten – mit rund 20 Euro lässt sich schon ein hochwertiges Stövchen erwerben.

# RÄUCHER-SAMMELSURIUM

## WAS ALLES VERRÄUCHERT WERDEN KANN

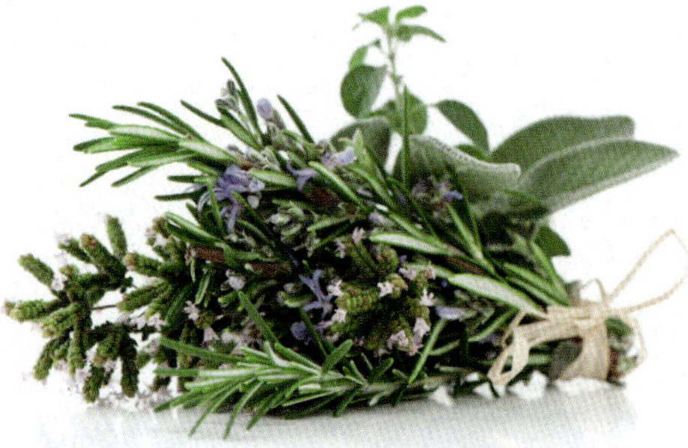

**BLÜHENDES KRAUT** Beim Räuchern wird häufig die ganze Pflanze verwendet. Ätherische Öle finden sich gleichermaßen in Blättern, Blüten und Stängeln, die während des Blühens oder kurz davor meist die höchste Konzentration aufweisen. Kräuter werden bis auf wenige Ausnahmen am späteren Vormittag eines sonnigen Tages gesammelt. Gebündelt und kopfüber aufgehängt trocknen sie an einem gut belüfteten Ort bei Zimmertemperatur.

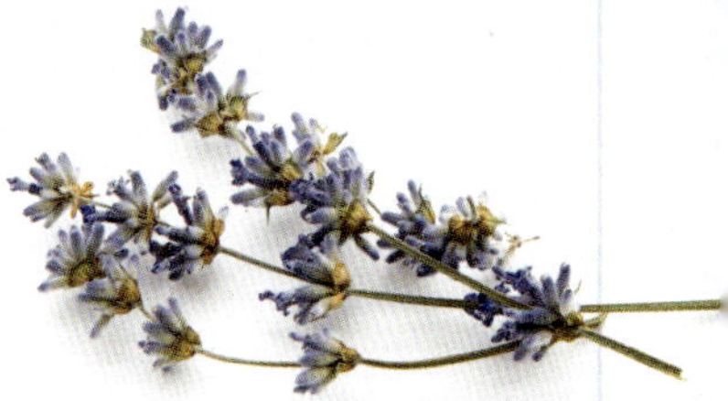

**BLÜTEN** werden in der Regel bei Sonnenschein gesammelt und sollten an einem luftigen, halbschattigen Ort zügig getrocknet werden.
Sie brauchen beim Verräuchern in der Regel sehr wenig Hitze, um ihren zarten Duft entfalten zu können, und riechen in der Nähe der Kerzenflamme schnell verbrannt. Nicht alle Blüten, die in der Natur wohlriechend sind, duften auch auf dem Stövchen bzw. bleiben vom Aroma so dezent, dass sie kaum wahrnehmbar sind. Hier kann man aber durchaus aus der Fülle der blühenden Gärten schöpfen und experimentieren.

**BLÄTTER** können je nach Art über der Kerzenflamme schnell verbrannt riechen und sollten langsam vom Rand zur Mitte hin ausprobiert werden. Je jünger die Blätter sind, desto besser das Aroma. Herbstliche Blätter riechen auf dem Stövchen eher modrig-muffig.

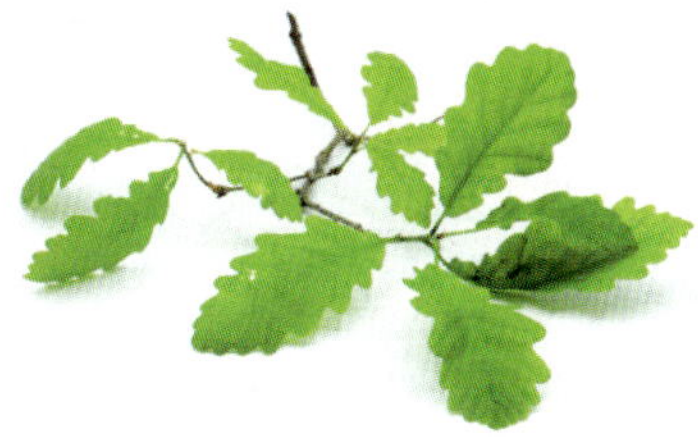

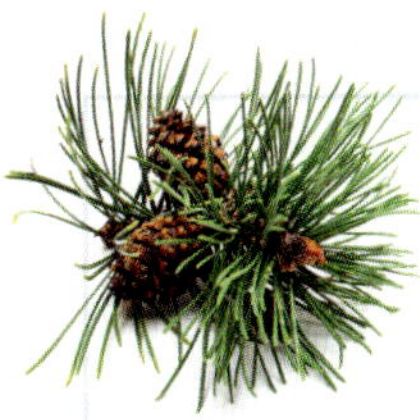

**NADELN** werden vorzugsweise frisch vom Baum geerntet und getrocknet.

**FRÜCHTE** müssen nach der Ernte stets zügig getrocknet werden, da sie sonst zu Schimmelbildung neigen. Hierfür eignet sich ein Backofen (50 °C, leicht geöffnet), ein wärmespendender Kachelofen oder ein Dörrautomat.

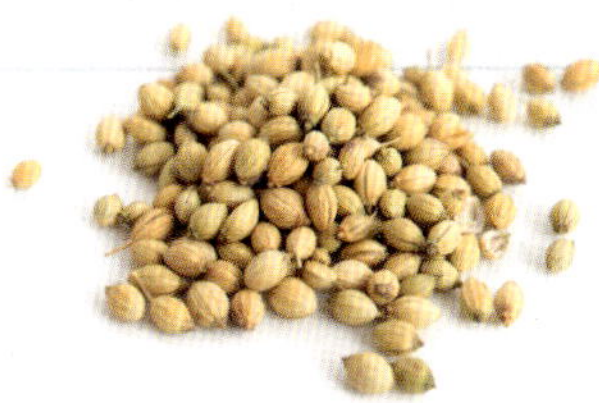

**SAMEN** sollten für ein optimales Dufterlebnis vor dem Verräuchern zumindest leicht gemörsert werden.

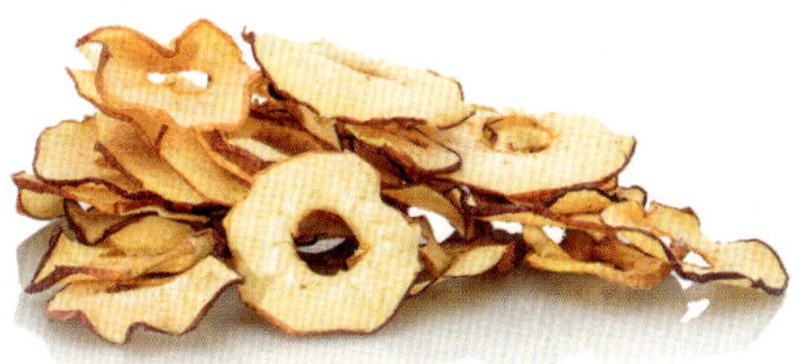

**WURZELN** werden bereits vor dem Trocknen gut gereinigt und in grobe Stücke geschnitten. Auf dem Stövchen brauchen sie meist wenig Hitze, um den Raum mit Duft zu füllen. Geerntet werden Wurzeln mit wenigen Ausnahmen im Spätherbst, sobald das Kraut zu welken beginnt und die Kraft zurück in die Erde wandert. Gesammelt wird vorzugsweise bei abnehmendem Mond am Vormittag eines Wurzeltages. Das Ernten darf zu einem achtsamen Akt werden – mit Zuhilfenahme eines „Rehbockkrickerls" oder eines Holzstocks wird nach Möglichkeit nur ein kleiner Teil des Wurzelstocks ausgegraben. Auf Werkzeug aus Metall sollte verzichtet werden, da einige Inhaltsstoffe der Wurzel damit reagieren können.

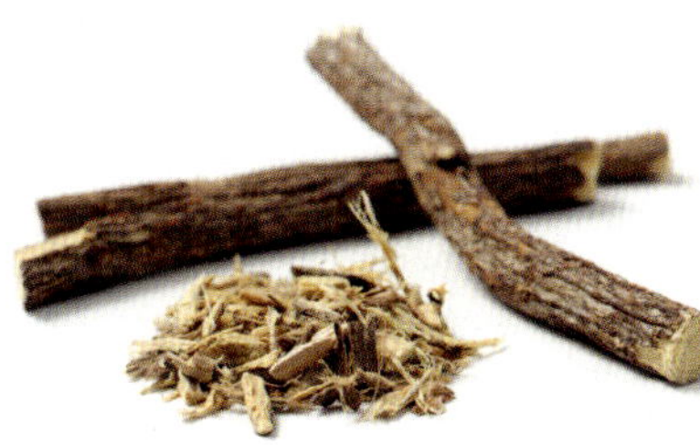

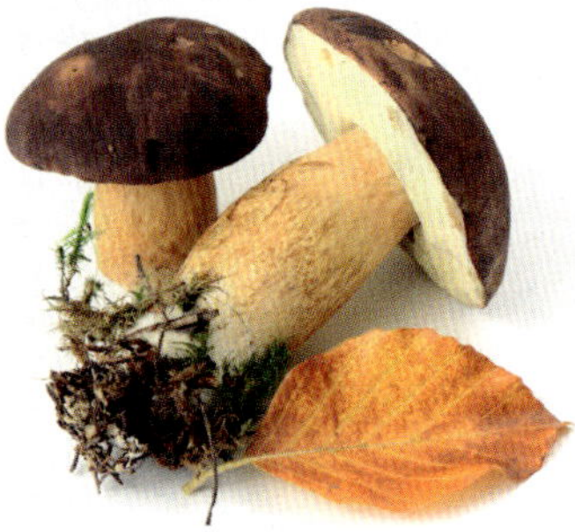

**PILZE** riechen auf dem Stövchen meist sehr aromatisch – auch bei höheren Temperaturen. Direkt über der Kerzenflamme können sie aber relativ leicht zu brennen beginnen und sollten niemals unbeaufsichtigt verräuchert werden. Pilze werden nach dem Ernten ebenso wie Früchte sehr zügig getrocknet. Sobald sie sich knackend durchbrechen lassen, ist der Trocknungsvorgang abgeschlossen.

**FLECHTEN** sind eine Lebensgemeinschaft aus Pilzen und Algen bzw. Cyanobakterien und vertragen auf dem Stövchen etwas höhere Temperaturen. Sie können je nach Art auch intensiv aromatisch sein.

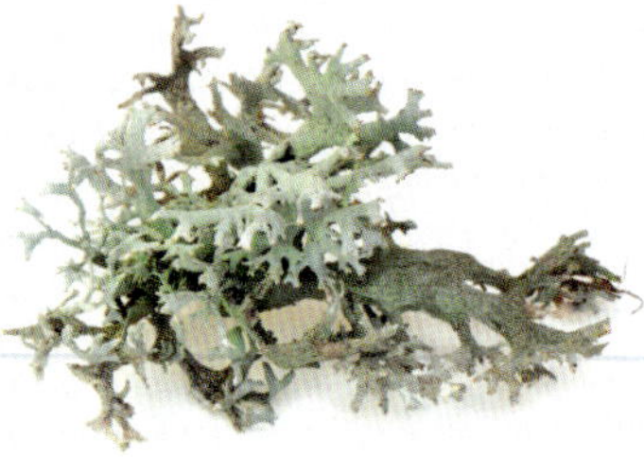

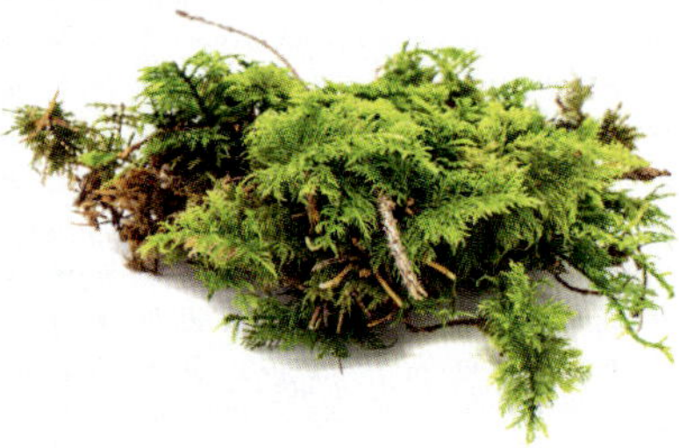

**MOOSE** können ebenso wie Flechten das ganze Jahr über gesammelt werden. Sie werden eher am Stövchenrand verräuchert.

**KÄTZCHEN** werden die männlichen Blüten mancher Baumarten genannt, meist haben sie eine längliche, herabhängende Form. Randvoll mit Pollen, die sich durch die Wärme des Teelichts im Raum verteilen, ist dieses Räuchergut nichts für Allergiker.

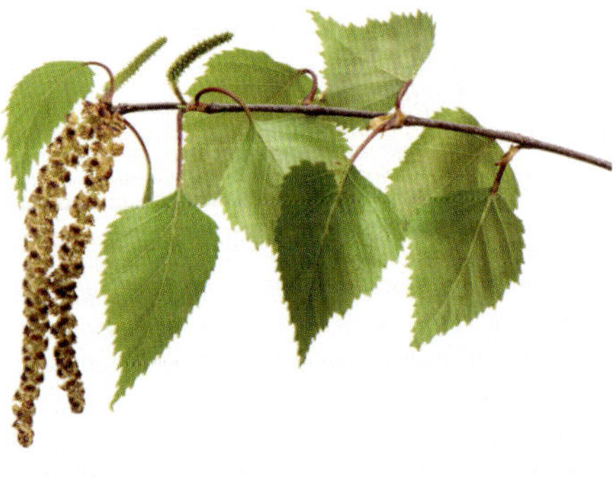

**HARZE** müssen zum Verräuchern immer ausgehärtet sein, weil sie in manchen Fällen einen sehr unangenehmen Duft entwickeln. Am besten überlässt man diesen Trocknungsvorgang ganz unkompliziert der Natur und erntet nur Harz, das sich zwischen den Fingern nicht mehr verformen lässt. Es ist wichtig, den Baum nicht neuerlich zu verletzen: Vorzugsweise werden per Hand nur Harzstücke abgebrochen, die sich leicht lösen lassen. Harze zu sammeln ist das ganze Jahr über möglich. Beim Räuchern verträgt es meist auch höhere Temperaturen, ohne verbrannt zu riechen. Da es sich bei Wärme schnell verflüssigt, braucht es hier immer einen Schutz des Räuchergitters oder einen Räucherteller.

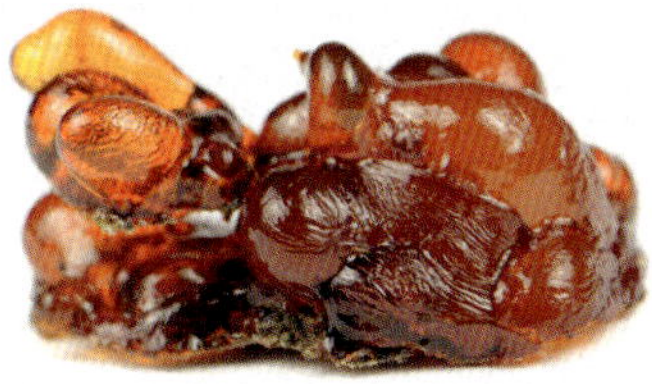

**HOLZBESTANDTEILE** können auch bei größerer Hitze verräuchert werden und unter Umständen auch länger auf dem Stövchen verweilen. Das Wenden der Holzstückchen sorgt für neues Aroma im Raum. In vielen Fällen macht es im Geruch einen deutlichen Unterschied, ob mit oder ohne Rinde geräuchert wird – je nach Holzart zu deren Vor- oder Nachteil. Holz, Zweige und Rinde werden vorzugsweise im Winter von den Bäumen geerntet. Vor dem Räuchern braucht es zum Zerkleinern des trockenen und meist harten Holzes eine Gartenschere. Totholz, das sich häufig auch mit den Fingern zerbrechen lässt, ist eine weitere Duftvariante. Je nach Pilzbesiedelung entwickeln sich hier interessante Aromen. Da es aber noch kaum Untersuchungen darüber gibt, wie solche Räucherungen aufgrund der enthaltenen Pilzsporen auf unseren Organismus wirken, ist Vorsicht geboten.

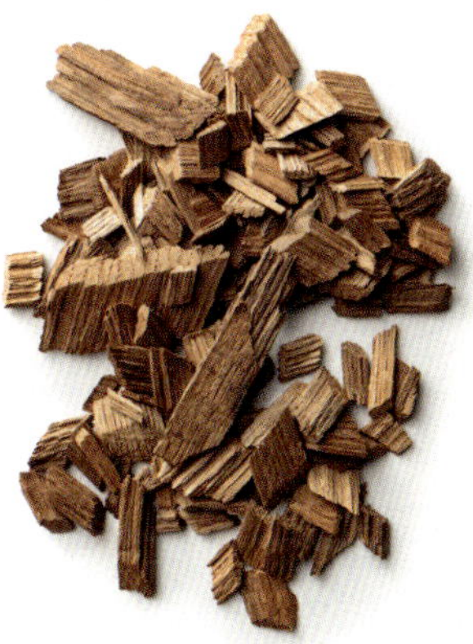

**GEWÜRZE** liefern in der Regel sehr intensive, nasenschmeichelnde Gerüche und vertragen teilweise auch höhere Temperaturen. Wie in der Küche sollte man auch beim Verräuchern auf gute, biologische und nachhaltige Qualität achten. Gemahlene Gewürze sind meist noch geruchsintensiver als nicht zerkleinerte, sollten aber mit einer Unterlage auf dem Stövchensieb oder direkt auf einem Räucherteller verwendet werden.

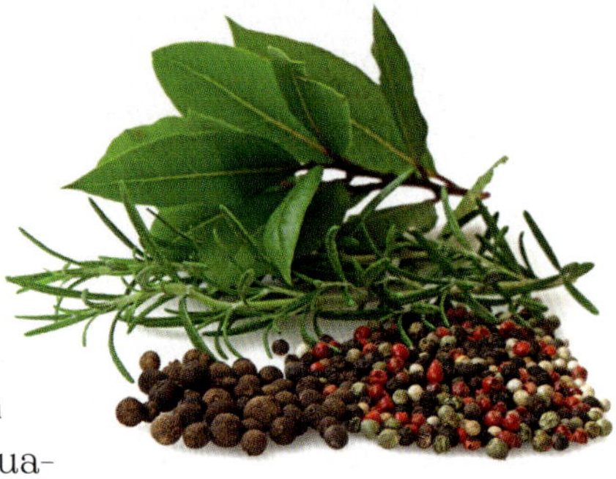

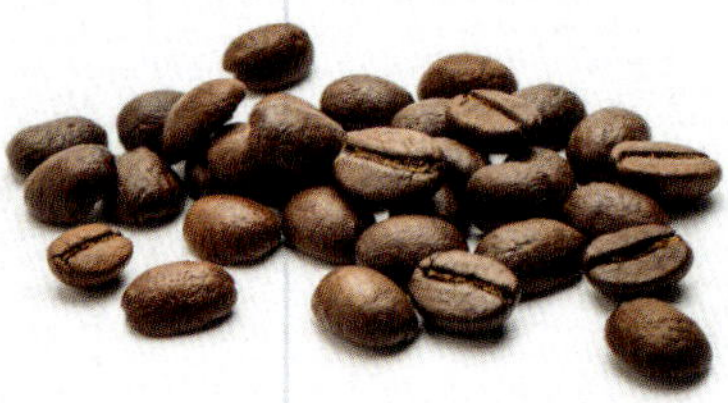

**LEBENS- UND GENUSSMITTEL** aus dem Haushalt bieten ein spannendes und kostengünstiges Räucher-Experimentierfeld. Oftmals würde man sie nicht mit dem Räucherstövchen in Verbindung bringen. Schon einmal Kaffeebohnen oder Kokosflocken verräuchert?

**TEEMISCHUNGEN** können ebenso auf das Stövchen wandern. Für das Räuchern gibt es grundsätzlich kein Ablaufdatum. Auch wenn die Tees nicht mehr für innerliche Heilanwendungen geeignet sind und schon einen Teil ihrer Wirkstoffe eingebüßt haben, verströmen die Pflanzenteile auch nach einigen Jahren noch einen wunderbaren Duft.

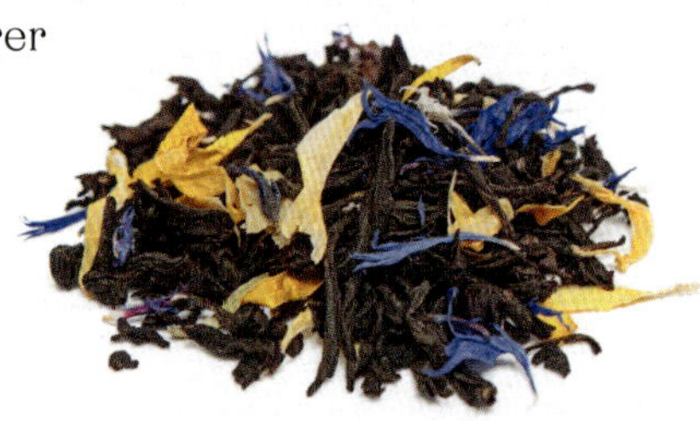

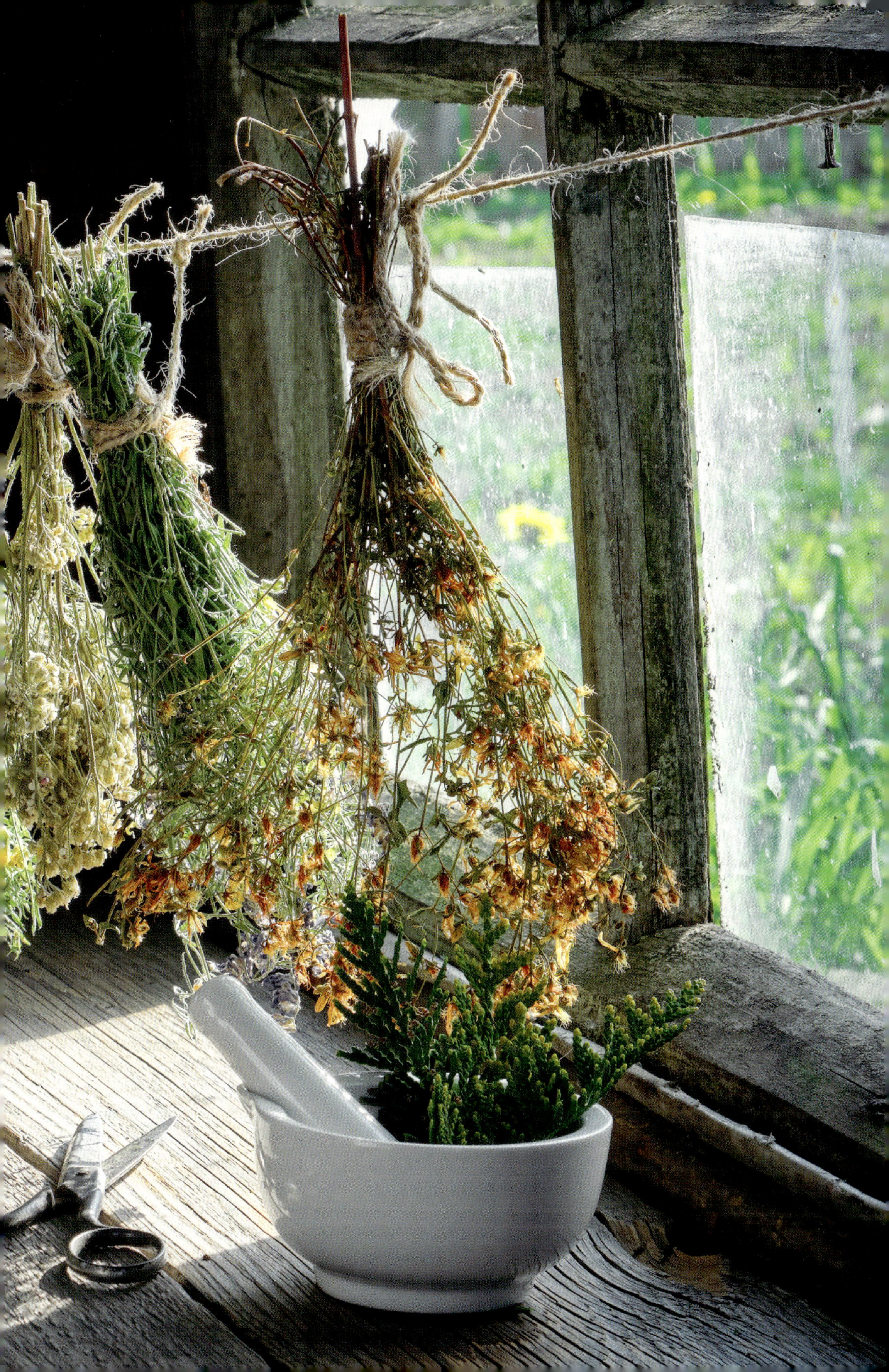

## RICHTIG SAMMELN UND LAGERN

- Nur dort sammeln, wo Fülle herrscht! Als kleine Faustregel gilt: Nur eine/eines von zehn Blüten/Exemplaren nehmen.

- Nur sammeln, was wirklich benötigt wird. Für das Räuchern braucht es meist nur sehr kleine Mengen. Im Sinne eines nachhaltigen Sammelns sollte auch an die Insektenwelt und den Naturschutz gedacht werden.

- Sammeln, ohne die Pflanze unnötig zu verletzen. Äste sauber mit der Gartenschere vom Baum zwicken oder das Räuchermaterial vom Boden auflesen. Krautige, zähe Pflanzenstängel mit einem Keramikmesser abschneiden und Harze nur von Hand vom Baum brechen.

- Den Sammelort in Achtsamkeit hinterlassen, d.h., Wurzellöcher wieder bedecken und von Bäumen keine Haupttriebe entfernen.

- Beim Ernten von Zweigen braucht es die Zustimmung des Waldbesitzers, auch in fremden Gärten ist natürlich der Eigentümer zu fragen. Wer sich freundlich erkundigt, erhält fast immer die Erlaubnis.

- Räuchergut sollte in trockenem bzw. vollständig ausgehärtetem Zustand in luftdichten Gläsern an einem dunklen, kühlen Ort gelagert werden. Krautige Pflanzen sollten sich raschelnd zerbrechen lassen, bevor sie bevorratet werden.

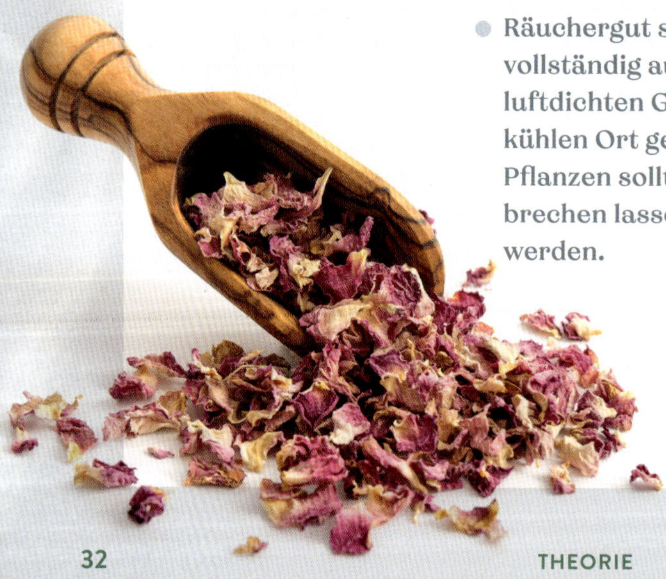

# SYMBOLE UND ERKLÄRUNGEN ZUM BUCH

Bei den jeweiligen **PORTRÄTS** haben wir immer jenen Pflanzen- oder Pilzteil gewählt und seinen Duft beschrieben, der am meisten mit seinem Aroma besticht – weitere Möglichkeiten sind im Text erläutert. Als alphabetischen Ordnungsbegriff für unser Räuchergut verwenden wir den im Alltag geläufigen deutschen Namen der Pflanze/des Pilzes. Zur genaueren Bestimmung dient die lateinische Bezeichnung.

**BESCHRIEBENE DÜFTE:** Sie sind je nach Sammelort, jeweiliger Art und vor allem Sammelzeitpunkt etwas variabel. Sonnenexponierte Pflanzen in höheren Lagen entwickeln meist vermehrt ätherische Öle und duften daher intensiver.
Auch innerhalb einer Pflanzenart gibt es manchmal große Unterschiede. Dies lässt sich vor allem bei der Rose gut beobachten: Das Aroma alter Rosensorten betört oftmals, im Gegensatz dazu ist manch optisch hübsche Rosenart im Aroma enttäuschend.
Viele Pflanzen variieren je nach Jahres-, aber auch Tageszeit stark in ihrem Duft. So entfaltet das Geißblatt zum Beispiel hauptsächlich nachts sein besonderes Aroma und sollte auch zu diesem Zeitpunkt gesammelt werden.

**BESCHRIEBENE WIRKUNG:** Die Wirkung setzt sich aus wissenschaftlichen Studien, aber auch aus tradiertem und überliefertem Wissen sowie aus eigenen Erfahrungen zusammen. Bei Pilzen gibt es noch sehr wenige Aufzeichnungen, hier wird vor allem mit der Signaturenlehre gearbeitet, in der über sehr genaue Beobachtung und Wahrnehmung Wirkungen abgeleitet werden. Aber selbst nachgewiesene Effekte lassen sich nicht bei allen Menschen gleichermaßen bestätigen. Wie nicht jede Schmerztablette bei jeder Person gleichermaßen Beschwerden lindert, kann auch jede Wirkung individuell unterschiedlich wahrgenommen werden. Neben der komplexen eigenen Erfahrung ist auch der Sammelort maßgeblich an der Wirkung beteiligt. Als Beispiel nehme man das Bild einer schmächtigen Monokulturfichte und das eines wind- und wettergegerbten Mutterbaums. Das Harz dieser beiden Bäume kann niemals eine idente Wirkung erzeugen.

Eine Pflanze abseits ihrer wissenschaftlichen Inhaltsstoffe zu betrachten, sie in ihrem einzigartigen Sein, an ihrem einzigartigen Wuchsort zu beobachten und die eigene Resonanz in diesem Zusammenhang zu ergründen, sind wertvolle Kriterien für einen ganzheitlichen Zugang. Die Beschäftigung mit der Herkunft und Bedeutung von Pflanzennamen, dem Elements- oder Gestirnsbezug wie auch mit anthroposophischen Sichtweisen kann diesen Horizont noch weiter öffnen und interessante Schlussfolgerungen zulassen. Jede bewusste Auseinandersetzung mit einer Pflanze wächst durch die eigene Beobachtung und formt mit allen Informationen, die wir zu ihr hören oder lesen, ähnlich einem Puzzle, ein immer umfassenderes Bild.
Schwangere sollten nur dezent räuchern – bei manchen Düften und den im Räuchergut enthaltenen ätherischen Ölen ist es nicht auszuschließen, dass eine Fehlgeburt ausgelöst werden kann. Vor allem von Weinraute, Lebensbaum und Rainfarn ist klar abzuraten. Sicherheitshalber sollte auch auf thujonhaltige Pflanzen wie Salbei und Wermut verzichtet werden.

Das Wort **SCHUTZPFLANZE** ist eine Bezeichnung aus dem Volksglauben und bedeutet, dass Gewächse entweder aufgrund ihrer Signatur (abwehrend durch Dornen, Stacheln oder Brennhaare) bzw. eines sehr starken Duftes als antidämonisch gelten. So sollten sie Hexen und den Teufel vertreiben.
Als **REINIGENDE PFLANZEN** bezeichnet man Räuchergut, das im feinstofflichen Bereich Spannungen abbaut bzw. transformiert. Die Raumatmosphäre fühlt sich bei solchen Duftimpulsen anschließend meist klarer an. Ebenso weisen „reinigende" Pflanzen oftmals eine antivirale, antibakterielle Wirkung auf und wirken somit beim Verräuchern keimtötend.
**SEGNENDE PFLANZEN** zeichnen sich in der Regel durch eine sehr milde, wohltuende Wirkung auf das Gemüt aus – sie entfalten eine Art duftende Umarmung. Diese Pflanzen wurden in verschiedensten Kulturen oft lichten und wohlwollenden Göttinnen zugeordnet.
**ERDENDE PFLANZEN** helfen vor allem Menschen, die sich leicht in Fantastereien verlieren oder gedanklich immer wieder abschweifen. Sie unterstützen dort, wo Emotionen stark durchrütteln und das Gefühl aufkommt, gar keinen Boden mehr unter den Füßen zu haben.

## GIFTPFLANZEN / PSYCHEDELISCH WIRKENDE KRÄUTER / PILZE

Giftige oder psychedelisch wirkende Kräuter oder Pilze sind zwar verwendbar, sollten aber nur in sehr kleinen Mengen verräuchert werden. Anschließend ist sehr gut zu lüften oder man räuchert generell im Freien. Der Duft sollte nie direkt über dem Stövchen geprüft/inhaliert werden! Sind Kinder oder Schwangere im Raum, sollte auf giftige oder psychoaktiv wirkende Pflanzen verzichtet werden.

## GESCHÜTZTE PFLANZEN

Geschützte Pflanzen dürfen nicht aus der Natur entnommen werden, weil sie durch intensives Sammeln oder besondere Ansprüche an ihren Lebensraum bereits sehr selten geworden sind. In den beschriebenen Fällen ist mit Pflanzen aus Gärtnereien eine Kultivierung im eigenen Garten möglich.

## STÖVCHENPLATZIERUNG

Bei einem Stövchensieb von ca. 10 cm Durchmesser arbeiten wir mit folgenden Zonen, um beim jeweiligen Räuchergut eine optimale Duftentwicklung zu erzielen:

3 – Zone des äußersten Metallrands – wenig Hitze

3/2 – Zone knapp nach dem Metallrand, Übergang zum Stövchensieb – noch geringe Hitze

2 – Zone auf dem Sieb zwischen Zentrum und äußerem Rand – mittlere Hitze

2/1 – Zone auf dem Sieb knapp neben der Kerzenflamme – größere Hitze

1 – Zone auf dem Sieb direkt über der Kerzenflamme – größtmögliche Hitze

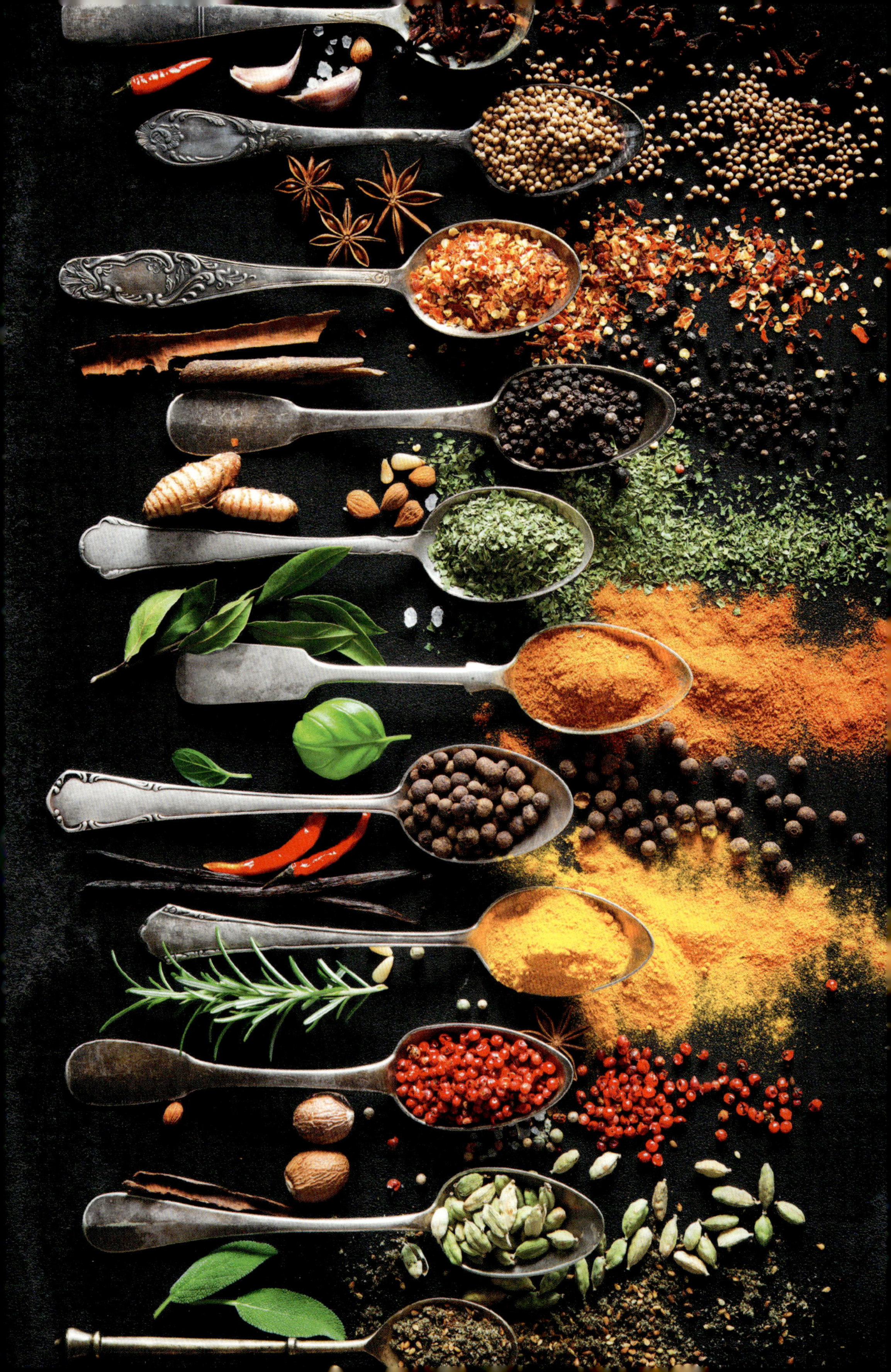

# KÜCHE

VON ANIS
BIS ZITRONENGRAS

## ANIS *(Pimpinella anisum)*

***Samen***

### Opfer der Götter

**DUFT:** süß-aromatisch

**WIRKUNG:** bringt Klarheit, entspannend, wärmend, aphrodisierend, gesundheitsfördernd, nervenstärkend, stimmt optimistisch

**BESONDERHEITEN:** Sehr ähnlich in Duft und Wirkung sind Fenchelsamen *(Foeniculum vulgare)*. In Asien wird Anis als Küchengewürz sogar vollständig durch den Fenchel ersetzt. Fenchelsamen wirken beim Räuchern ebenso wie Anis ausgleichend, beruhigend und entspannend. Der Duft von Anis ist auch in Erkältungszeiten eine Wohltat.

## GALGANT *(Alpina officinarum)*

***Wurzel***

### Gewürz des Lebens

**DUFT:** süßlich-scharf, Aromen von Vanille und Zimt, warm, intensiv, erinnert etwas an Cola

**WIRKUNG:** bringt neue Energie, stärkend und belebend, konzentrationsfördernd, verhilft uns zu mehr Lebensfreude und optimistischer Zuversicht, aphrodisierend, anregend und sinnlich

**BESONDERHEITEN:** Der aus Asien stammende Galgant zählt zu den ingwerartigen Pflanzen. Besondere Beliebtheit fand er bei Hildegard von Bingen, die ihn zur Stärkung der Verdauung empfahl. Galgant ist harzhaltig und kann bis zu 1 m lange Wurzeln treiben, die erst nach ca. 10 Jahren voll aromatisch sind.

**SABINE**

Der Duft von Galgant ist für mich einfach umwerfend gut. Ich verwende das Pulver als besondere Zutat für Kürbiscremesuppe oder für Colakraut-Gewürzsirup.

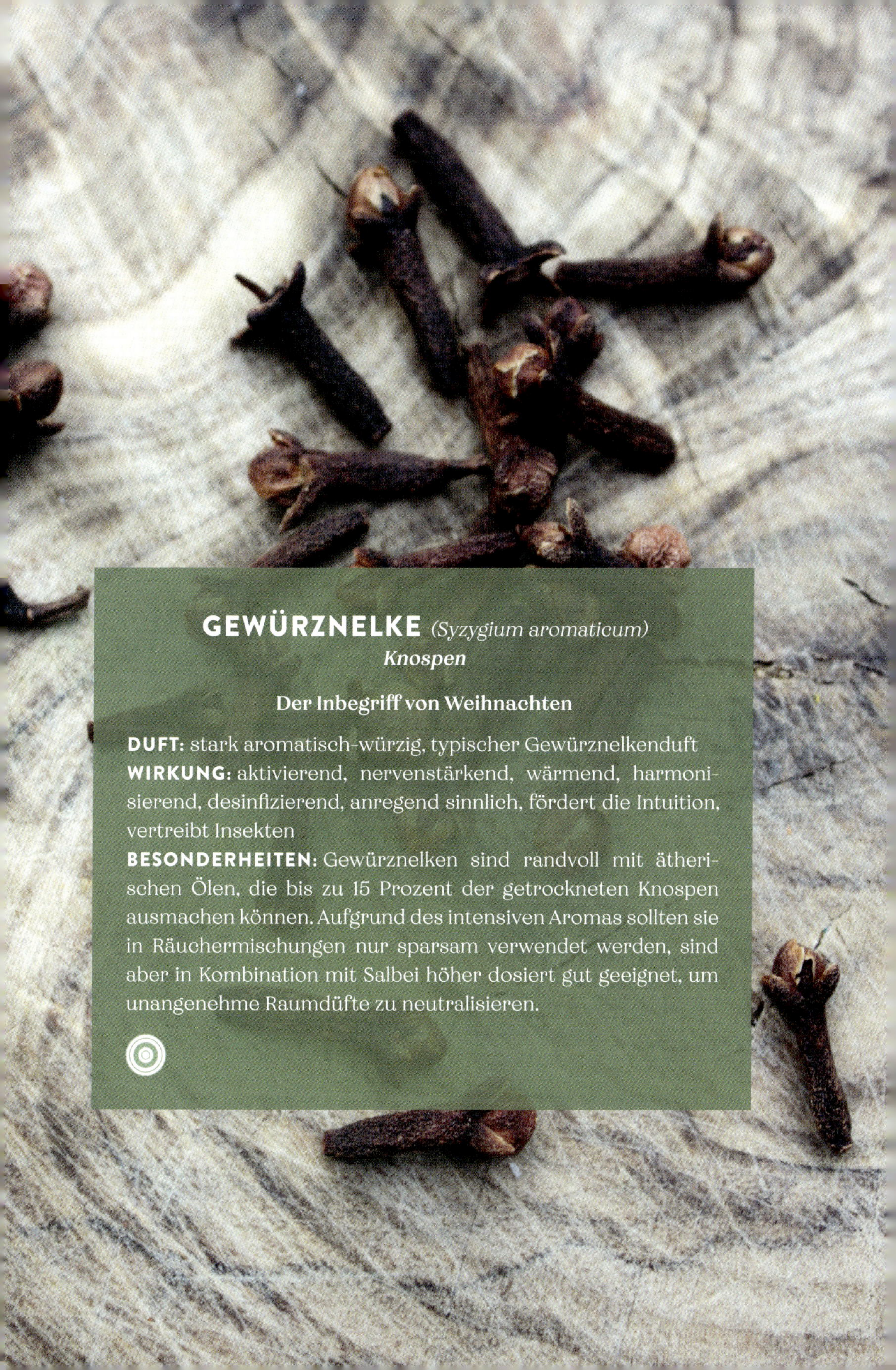

## GEWÜRZNELKE *(Syzygium aromaticum)*

***Knospen***

**Der Inbegriff von Weihnachten**

**DUFT:** stark aromatisch-würzig, typischer Gewürznelkenduft
**WIRKUNG:** aktivierend, nervenstärkend, wärmend, harmonisierend, desinfizierend, anregend sinnlich, fördert die Intuition, vertreibt Insekten
**BESONDERHEITEN:** Gewürznelken sind randvoll mit ätherischen Ölen, die bis zu 15 Prozent der getrockneten Knospen ausmachen können. Aufgrund des intensiven Aromas sollten sie in Räuchermischungen nur sparsam verwendet werden, sind aber in Kombination mit Salbei höher dosiert gut geeignet, um unangenehme Raumdüfte zu neutralisieren.

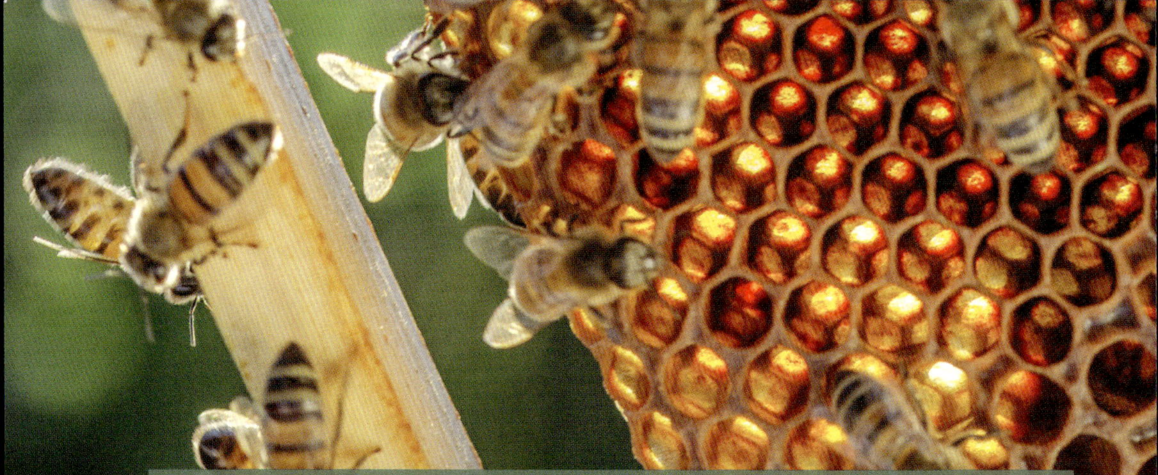

## HONIG *(Mel)*

**Flüssiges Gold**

**DUFT:** warm, süß, klassischer Honigduft
**WIRKUNG:** erdend, beruhigend, Kraft gebend und harmonisierend bei Anspannung, Unruhe und Angst, „Sonne fürs Gemüt"
**BESONDERHEITEN:** Honig zu Met vergoren galt als Trank der germanischen Götterwelt, das flüssige Gold spielte aber auch in vielen anderen Kulturen eine herausragende Rolle. Nebst verschiedenen Honigsorten können auch honiggefüllte Waben und Propolis (das Kittharz der Bienen) verräuchert werden. Als Räuchergut verwendet man bei Letzterem entweder etwas Rohpropolis, man kann aber auch bei mittlerer Hitze einige Tropfen auf einen Räucherteller geben. Der Duft ist intensiv-aromatisch, balsamisch und raumfüllend.

### WISSENSWERTES

**Beim Verräuchern von Honig ist ein Räucherteller mit Rand notwendig, weil Honig sich bei Wärmeeinwirkung verflüssigt. Wunderbar duftend fließt er natürlich an den tiefsten Punkt des Räuchertellers und beginnt dort zu kochen. Der Geruch kann dann in Stövchennähe ins Unangenehme umschlagen, im Raum bleibt jedoch immer eine sehr angenehme Note. Honig sollte in ausreichender Menge (mindestens 1 Teelöffel) nur kurz und auf kleiner Flamme verräuchert werden. In diesem Fall empfiehlt sich die leere Hülse eines Teelichts als Gefäß, um die Temperatur besser kontrollieren zu können.**

## **INGWER** *(Zingiber officinale)*

***Wurzel***

### Powerknolle

**DUFT:** zitronenähnlich, frisch-würzig, erinnert an die asiatische Küche
**WIRKUNG:** steigert die Konzentration, aufbauend und Energie gebend, fördert Tatendrang und Vitalität, wärmend, raumreinigend, schafft emotionalen Ausgleich und hebt die Stimmung
**BESONDERHEITEN:** Als besonderes Räuchermittel wird er im Zenbuddhismus hoch geschätzt. Für die Verwendung in der Küche wird die Ingwerknolle noch jung und zart nach etwa acht Monaten Wachstum geerntet. Zur Herstellung von Gewürzpulver gibt man dem Ingwer länger Zeit und erntet das unterirdische Rhizom erst nach über einem Jahr. Besonders in Erkältungszeiten hilft „Ginger" hervorragend, um die Raumluft zu reinigen und zu erfrischen.

## **KAFFEE** *(Coffea arabica)*

***Geröstete Bohne***

### Der Wachmacher

**DUFT:** klassischer Kaffeeduft
**WIRKUNG:** anregend, aktivierend, konzentrationsfördernd, unterstützt die Kommunikation, macht offen für neue Ideen und Impulse, fördert das Selbstvertrauen, insektenvertreibend, ist in vielen Fällen als das Genussmittel mit persönlichen Erinnerungen/Emotionen verknüpft
**BESONDERHEITEN:** Der Duft von frischem Kaffee bringt unser Gehirn auf Touren und so reicht die Erwartung von Kaffee bereits für einen positiven (Placebo-)Effekt aus. Das Verräuchern von Kaffee (als ganze Bohne oder gemahlen) kann unter Umständen auch helfen, Kaffeekonsum zu reduzieren.

## KARDAMOM *(Elettaria cardamomum)*

***Samen und Samenkapsel***

### Wohlfühlmoment

**DUFT:** würzig, leicht fruchtig, Noten von Zitrone und Weihrauch

**WIRKUNG:** ausgleichend bei Stimmungsschwankungen, sanft anregend, bei geistiger Erschöpfung, entkrampfend, aphrodisierend, für alle sinnlichen Räuchermischungen, durch seine antibakterielle, antivirale und schleimlösende Wirkung lindernd bei Erkältungssymptomen

**BESONDERHEITEN:** Vor dem Räuchern müssen die Kapseln mitsamt den enthaltenen Samen grob gemörsert werden, damit sich das Aroma entfalten kann. Bei zu hoher Räuchertemperatur riecht Kardamom zwar nicht verbrannt, aber gänzlich anders – der Duft erinnert dann eher an Holz und Gebratenes. Geerntet werden die exotischen Kapselfrüchte kurz vor der Reife von Hand. Damit verhindert man das natürliche Öffnen, will man doch die aromatischen Samen im Inneren bewahren.

## KOKOS *(Cocos nucifera)*

***Getrocknetes Fruchtfleisch***

### Exotisch

**DUFT:** fruchtig, intensiv nach Kokos

**WIRKUNG:** beruhigend und entspannend, sinnlich, mit diesem Duft verbinden wir meist eine positive Urlaubsstimmung mit Strand, Palmen und Meer

**BESONDERHEITEN:** Kokospalmen werden schon seit mindestens 3000 Jahren angebaut. Beim Verräuchern empfiehlt es sich, einen Räucherteller oder Ähnliches zu verwenden, da die Kokosflocken bei Wärme leicht mit dem Gitter verkleben. Das ist nicht verwunderlich, weil das getrocknete Fruchtfleisch der Kokosnuss – auch Kopra genannt – einen Fettgehalt von 63 bis 70 Prozent aufweist. Der Duft von Kokosflocken breitet sich sehr angenehm im ganzen Raum aus.

## KORIANDER *(Coriandrum sativum)*

***Samen***

### Alles läuft rund

**DUFT:** würzig-warm, erinnert an frisches Brot
**WIRKUNG:** stimmungsaufhellend, ausgleichend, Nerventonikum, bei Verkrampfung, Unruhe und Angstzuständen, stärkt die Willenskraft, aufbauend bei Erschöpfung, Schutzpflanze
**BESONDERHEITEN:** Durch ihre kugelige Form rollen die Samen sehr gerne in die Mitte des Stövchens. Wenn man die Samen mörsert, bleiben sie besser in der gewünschten Zone liegen, riechen intensiver und verbrennen nicht so schnell. Auch das mehrmalige Wenden des Räucherguts ist vorteilhaft. Im Alten Ägypten war Koriander eine Grabbeigabe des Tutenchamun und wichtiger Teil der überlieferten Räuchermischung Kyphi. Koriander wurde laut Volksglauben gerne verräuchert, um Dämonen und Unheil zu vertreiben.

### SABINE

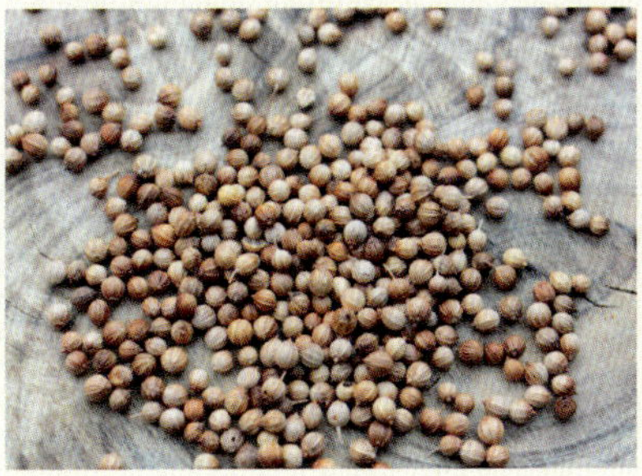

Auch wenn ich persönlich Koriandersamen im Essen – vor allem im Brot – nicht wirklich schätze, ist der Duft beim Verräuchern überraschend angenehm. Also wanderten die Samen aus dem Gewürzregal zu meinen Räucherkräutern. Hier machen sie für mich deutlich mehr Sinn!

## **KURKUMA** *(Curcuma longa)*

***Wurzel***

**Sonne im Wesen**

**DUFT:** pfeffrig, scharf-würzig, frisch-fruchtig, typischer Duft der indischen Küche

**WIRKUNG:** macht wach, kräftigend, anregend, sinnlich, harmonisiert Körper und Geist, Schutzpflanze, antibakteriell, antiviral, pilzhemmend

**BESONDERHEITEN:** Kurkuma, der indische Safran, ist maßgeblich für die Farbe und das Aroma der Gewürzmischung Curry verantwortlich. Im Ayurveda – der traditionellen indischen Heilkunst – wird er zu den „heißen" Gewürzen gezählt. Diese wirken reinigend und spenden Energie. Gemahlener Kurkuma wird vorzugsweise dunkel gelagert und alsbald verbraucht, weil er schnell an Farbe und Aroma verliert.

**TIPP**

**Frische Kurkumawurzel bekommt man in Bio-Qualität im gut sortierten Lebensmittelhandel. Was nicht zum Verkochen benötigt wird, kann schonend in großen Stücken getrocknet werden. Sie behalten jahrelang ein gutes Aroma. Einzelne Wurzelstücke auf dem Stövchen verräuchert sorgen bei nassgrauem Nebelwetter für Stärkung und Stimmungsaufhellung.**

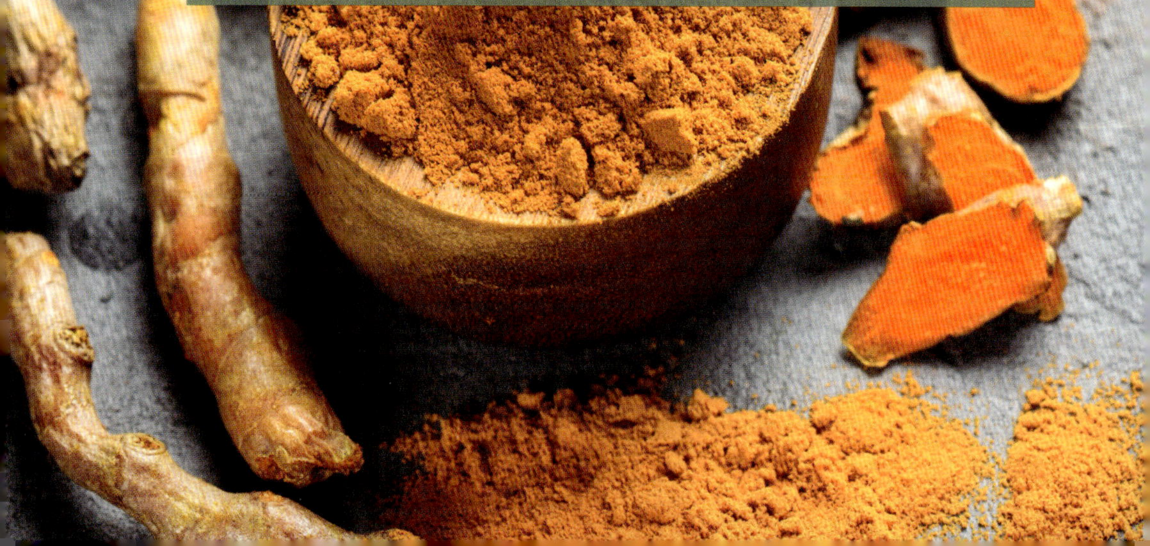

## LORBEER *(Laurus nobilis)*

***Blatt***

### Erkenne dich selbst

**DUFT:** warm, würzig-aromatisch, leicht fruchtiger Duft
**WIRKUNG:** stimmungsaufhellend, bereitet Raum für Neues, stärkt die Intuition und die Hellsicht, fördert tatkräftiges Handeln, regt das nächtliche Träumen an, unterstützt bei Innenschau und Meditation, schärft die Sinne und gibt Klarheit, keimtötend, reinigend und schützend
**STANDORT UND PFLEGE:** Lorbeer kann in unseren Breiten auch als Kübelpflanze gezogen werden. Er mag nur keine Staunässe und braucht somit ein durchlässiges Substrat. Sandanteile lockern die Erde, so hat man viele Jahre Freude mit dem rasch wachsenden Küchenkraut. Er wird kühl, hell und frostfrei überwintert.
**BESONDERHEITEN:** Beim bekannten Orakel von Delphi wurde zur Divination unter anderem Lorbeer verräuchert. Spirituelle Weisheit ist das zentrale Thema dieser Pflanze.

### ELISABETH

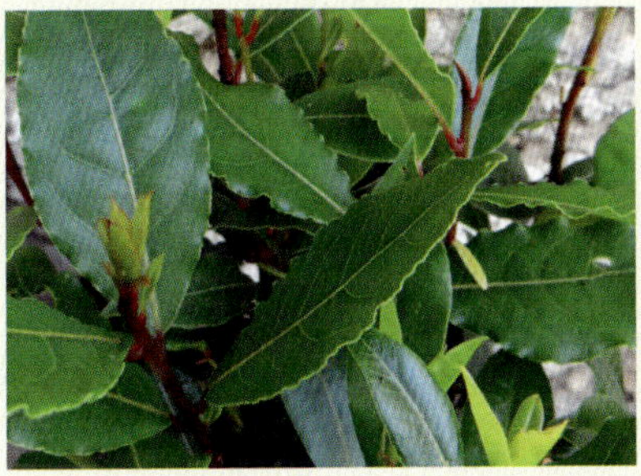

Ich lege gern Lorbeer auf das Stövchen, bevor ich mit etwas Kreativ-Handwerklichem beginne. Mit diesem Duft scheint es mir leichter zu fallen, Ideen, die auftauchen, auch wirklich umzusetzen.

## MUSKATNUSS *(Myristica fragrans)*

***Samen***

### Mystische Verführerin

**DUFT:** stark aromatisch, angenehm würzig, pfeffrig
**WIRKUNG:** macht wach und wirkt anregend, stimmungsausgleichend, öffnet die Sinne, konzentrationsfördernd, visionsfördernd, kann Meditation und Innenschau unterstützen, wirkt sinnlich und aphrodisierend, Schutzpflanze
**BESONDERHEITEN:** Die Nüsse haben eine bewusstseinserweiternde, berauschende Wirkung (aufgrund des im ätherischen Öl enthaltenen Bestandteils Myristicin), was von leichten Bewusstseinsveränderungen bis hin zu intensiven Halluzinationen reichen kann. Sie dürfen daher nur sehr sparsam verwendet werden. Stark dosiert können sie beim Räuchern Kopfschmerzen und Übelkeit hervorrufen. Verwendet wird Muskatpulver oder die frisch geriebene Muskatnuss. In Tibet ist sie ein bedeutender Räucherstoff und gilt als „König des Weihrauchs".

**WISSENSWERTES**

**Auch die Blüte der Muskatnuss (Macis) kann verräuchert werden – botanisch gesehen eigentlich der Samenmantel. Macis wirkt trotz intensiven Dufts viel milder als die Nuss. Bei sehr häufiger Anwendung birgt das besondere Aroma der „Blüte" ebenfalls ein gewisses Suchtpotential.**

## ORANGE *(Citrus sinensis)*

***Schale***

### Die Unwiderstehliche

**DUFT:** frisch-fruchtig, klassisch nach Zitrusfrucht
**WIRKUNG:** stimmt fröhlich und optimistisch, ausgleichend bei Stress, Ängsten und Unruhe, gegen depressive Verstimmungen, desinfiziert Raumluft, immunsystemstärkend

**VERARBEITUNGSHINWEISE:** Es sollten unbedingt Orangen aus Bio-Landbau verwendet werden, da die Schalen behandelter Früchte mit Wachsen überzogen sind und Konservierungsstoffe enthalten können. Mit einem Gemüseschäler oder Keramikmesser wird die Schale ohne die weiße Schicht dünn abgeschält und getrocknet.
**BESONDERHEITEN:** Sehr ähnlich in Duft und Wirkung ist auch die Schale der Zitrone *(Citrus limon)* mit einer wunderbar erfrischenden Note. Wer Zitrusfrüchten in seinem Wintergarten ein Zuhause gibt, kann auch Blätter und Blüten zum Räuchern verwenden.

### WISSENSWERTES

**Gemäß einer Studie senkt der Duft von ätherischem Orangenöl beim Zahnarztbesuch Angstindikatoren (Stresshormone im Speichel, Pulsfrequenz). Beim Räuchern auf dem Stövchen ist der Duft von Orangenschalen zwar nicht ganz so intensiv, aber doch auch deutlich und angenehm wahrnehmbar. Wird sie zu heiß verräuchert, schlägt das Aroma in eine süßliche, unangenehme Note um.**

## PIMENT *(Pimenta dioica)*

***Frucht***

### Eigenwilliger „Nelkenpfeffer“

**DUFT:** aromatisch-warm, nach Gewürznelken duftend
**WIRKUNG:** entspannend und beruhigend, stimmungsaufhellend, bei Stresszuständen, fördert die Kreativität
**BESONDERHEITEN:** Im Gewürzregal wird Piment häufig als Neugewürz bezeichnet und stammt meist aus der Karibik oder Zentralamerika. Verwendet werden die unreifen Früchte des Pimentbaums. Der deutliche Gewürznelkenduft hat seinen Ursprung im Eugenol, das in beiden Pflanzen enthalten ist. Vor dem Verräuchern werden die Pimentkörner vorzugsweise zerstoßen.

## ROSA PFEFFER *(Schinus terebinthifolia)*

***Frucht***

**... der gar kein Pfeffer ist**

**DUFT:** blumig-pfeffrig, sehr aromatisch-würzig, an Kiefernnadeln erinnernd
**WIRKUNG:** anregend und vitalisierend, wärmend, zentrierend, stimmungsaufhellend, sinnlich
**BESONDERHEITEN:** In der bekannten Mischung „bunter Pfeffer" ist er oft vertreten und ersetzt meist den selteneren roten Pfeffer, aber auch solo sind Schinusbeeren erhältlich. Die Früchte des Brasilianischen Pfefferbaums sind mit dem eigentlichen Pfeffer, wenngleich im Geruch sehr ähnlich, nicht verwandt. Rosa Pfeffer schmeckt fruchtig, nicht scharf und lässt sich im Gegensatz zu echtem Pfeffer leicht zwischen den Fingern zerdrücken.

### WISSENSWERTES

**Schwarzer Pfeffer *(Piper nigrum)* hat beim Verräuchern ein sehr angenehmes Aroma, reizt aber die Schleimhäute (auch aus größerer Entfernung), deshalb ist er nur in kleinen Dosen und in Mischungen zu empfehlen.**

## SAFRAN *(Crocus sativus)*

***Narben***

**Das teuerste Gewürz der Welt**

**DUFT:** aromatisch, typischer Safrangeruch
**WIRKUNG:** antidepressiv, gemütsaufhellend, bei Stimmungsschwankungen, aphrodisierend, angstlösend, Begleiter für Innenschau und Meditation
**BESONDERHEITEN:** Safran zählt zu den Herbstkrokussen und blüht im Oktober/November. Geerntet werden nur die orangefarbenen Stempelfäden – jede Blüte besitzt nur drei Stück. Die mühsame und wenig ertragreiche Ernte rechtfertigt den hohen Preis. Ungewöhnlich günstiger „Safran" auf orientalischen Märkten wird oft mit den Blüten der Färberdistel oder Kurkumapulver gestreckt.

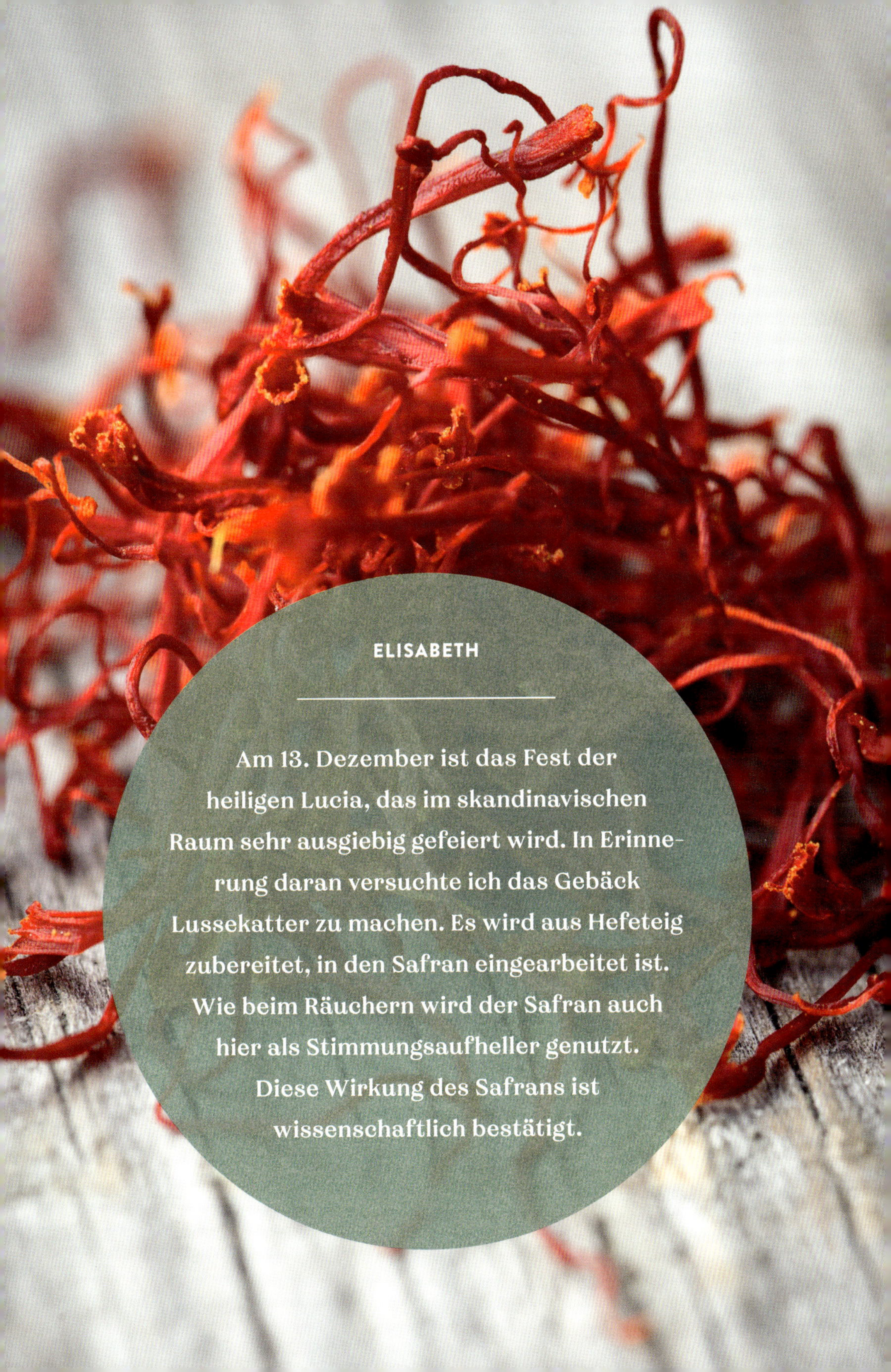

**ELISABETH**

Am 13. Dezember ist das Fest der heiligen Lucia, das im skandinavischen Raum sehr ausgiebig gefeiert wird. In Erinnerung daran versuchte ich das Gebäck Lussekatter zu machen. Es wird aus Hefeteig zubereitet, in den Safran eingearbeitet ist. Wie beim Räuchern wird der Safran auch hier als Stimmungsaufheller genutzt. Diese Wirkung des Safrans ist wissenschaftlich bestätigt.

## STERNANIS *(Illicium verum)*

***Samen, Früchte***

### Ein Stern, der uns leuchtet

**DUFT:** süß-holzig, anisartiger Geruch, der an Weihnachtsbäckerei erinnert
**WIRKUNG:** raumreinigend in Erkältungszeiten, vermittelt Harmonie, beruhigend bei Ärger, sanft unterstützend bei Traurigkeit, Begleiter für Meditation und Innenschau, vermittelt Geborgenheit und lässt zur Ruhe kommen, stärkt das Urvertrauen
**BESONDERHEITEN:** Da die Hülle aromatischer ist als die darin enthaltenen Kerne, wird Sternanis samt Hülle verwendet und gemörsert. In Asien und Japan gilt Sternanis als ein sehr wichtiges Räuchergut und ist häufig Bestandteil von Räucherstäbchen.

## TONKABOHNE *(Dipteryx odorata)*

***Samen***

### Die Sonnenseite des Lebens

**DUFT:** warm, intensives Vanillearoma, süß, nach Waldmeister und Bittermandel duftend
**WIRKUNG:** stimmt fröhlich, beruhigend, entspannend, erotisierend, stimmungsaufhellend, antidepressiv, bei Stress und Ängsten, Begleitung für Meditation und Innenschau
**BESONDERHEITEN:** Von den Ureinwohnern Südamerikas werden der Tonkabohne magische und heilende Kräfte zugesprochen. Neben der Verwendung in der Küche zum Verfeinern von (Süß-)Speisen wird das Aroma der Tonkabohne auch für die Parfümindustrie genutzt.
Zum Räuchern werden die Samen am besten mit einer Muskatreibe, einem Keramikmesser oder einem Mörser zerkleinert und sehr sparsam verwendet. Der Duft hält sich lange im Raum.
Um den hohen Cumaringehalt in den Tonkabohnen für den Verzehr zu senken und sie so für den Handel zulässig zu machen, werden die Samen nach der Ernte zuerst in Rum eingelegt, anschließend mehrere Monate getrocknet und danach noch fermentiert. Um Vergiftungserscheinungen auszuschließen, dürfen sie als Gewürz nur in geringen Mengen konsumiert werden.

## VANILLE *(Vanilla planifolia)*

***Schote***

### Königin der Gewürze

**DUFT:** süßer, weicher Duft, intensives Vanillearoma
**WIRKUNG:** entspannend, vermittelt Geborgenheit und Fürsorge, antidepressiv, bei Stress und Ärger, sinnlich, bei Trauer und Liebeskummer, erdend, stärkt das Selbstvertrauen
**BESONDERHEITEN:** Vanille wird aus der fermentierten Kapselfrucht (Schote) der Orchideengattung *Vanilla* gewonnen – zum Räuchern verwendet man die bereits ausgekratzte, zerkleinerte Schale.
Das Aroma wird von fast allen Menschen als angenehm erlebt – vielleicht auch deshalb, weil schon die Muttermilch leicht nach Vanille duftet. „Ausgeschwitzte" Vanillinkristalle auf den Schoten gelten als Qualitätsmerkmal, die jedoch manchmal durch synthetische Kristalle imitiert werden. Je unregelmäßiger die Verteilung, desto wahrscheinlicher, dass es sich um ein unbehandeltes, hochwertiges Produkt handelt.

## ZIMT *(Cinnamomum verum)*

***Rinde***

### Seelenschmeichler

**DUFT:** intensiv, süßlich-würzig, klassischer Weihnachtsduft
**WIRKUNG:** aphrodisierend, entkrampfend, bei Schwäche und Erschöpfung, gibt Mut, fördert Aufmerksamkeit und Konzentration, raumluftreinigend durch keimtötende Eigenschaften, unterstützend bei Erkältungskrankheiten, stimmungsaufhellend und ausgleichend bei emotionalen Tieflagen, stärkt das Selbstbewusstsein
**BESONDERHEITEN:** Zimtrinde war schon im alten Ägypten eine Zutat des berühmten Räucherwerks Kyphi und damals kostbarer als Gold.
Cassiazimt *(Cinnamomum cassia)* aus China enthält noch mehr Cumarin als der oben genannte Ceylon-Zimt. Er ist dadurch zwar weniger für die Küche, aber dafür zum Räuchern sehr gut geeignet. Die Zimtblüte, die optisch an Gewürznelken erinnert, findet sich seltener im Gewürzregal, kann aber ebenso als Räuchermittel dienen.

## ZISTROSE *(Cistus incanus)*

***Kraut mit Holzanteil***

### Nicht nur ein aromatischer Tee

**DUFT:** intensiv-würzig, warm, harzig-balsamisch

**WIRKUNG:** wärmend, reinigend, ausgleichend, erdend, nervenstärkend, angstlösend, fördert das Selbstvertrauen, stimmungsaufhellend, aphrodisierend, herzöffnend

**BESONDERHEITEN:** Die „Griechische Bergrose“ hat einen sehr hohen Gehalt an ätherischen Ölen und sekundären Pflanzenstoffen (Polyphenole) mit stark antioxidativer Wirkung, dadurch findet die Zistrose auch häufig als Heilpflanze Verwendung.

Das recht bekannte Räucherharz Labdanum stammt übrigens von der Zistrose und wird aus dem abgeernteten Kraut extrahiert.

### SABINE

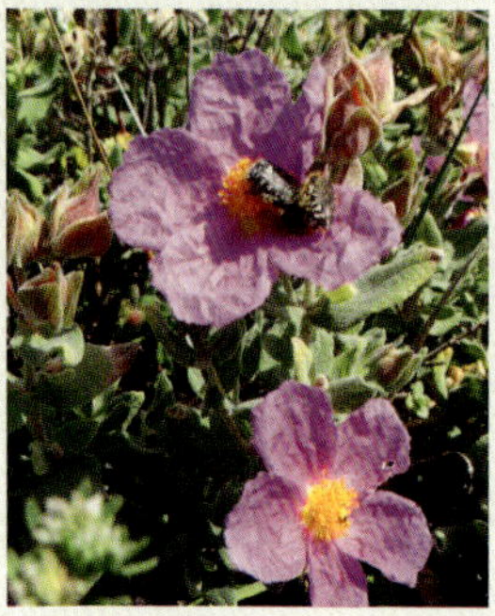

Als Räuchergut eignet sich vor allem der handelsübliche Zistrosentee. Im Mittelmeerraum wildwachsende Pflanzen können sich im Aroma sehr stark unterscheiden. Während Elisabeth von der Zistrose schwärmte, konnte ich das mit meinem Pflanzenmaterial von Mallorca anfänglich nicht nachvollziehen. Dieses Experiment zeigte uns aber wieder einmal, dass Düfte sehr unterschiedlich wahrgenommen werden – und somit Wohlgeruch immer in der Nase der Beurteilenden liegt.

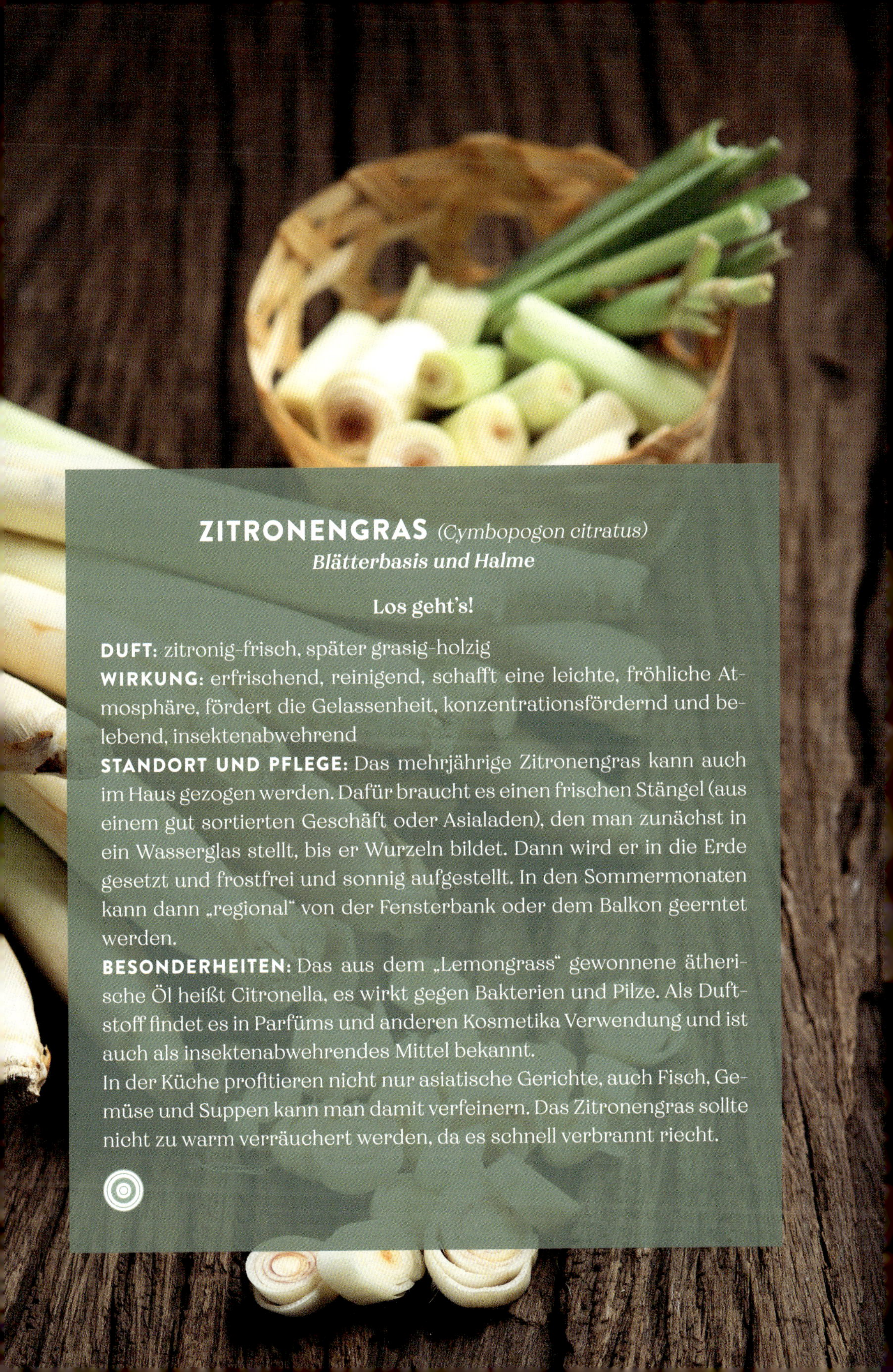

## ZITRONENGRAS *(Cymbopogon citratus)*

***Blätterbasis und Halme***

**Los geht's!**

**DUFT:** zitronig-frisch, später grasig-holzig

**WIRKUNG:** erfrischend, reinigend, schafft eine leichte, fröhliche Atmosphäre, fördert die Gelassenheit, konzentrationsfördernd und belebend, insektenabwehrend

**STANDORT UND PFLEGE:** Das mehrjährige Zitronengras kann auch im Haus gezogen werden. Dafür braucht es einen frischen Stängel (aus einem gut sortierten Geschäft oder Asialaden), den man zunächst in ein Wasserglas stellt, bis er Wurzeln bildet. Dann wird er in die Erde gesetzt und frostfrei und sonnig aufgestellt. In den Sommermonaten kann dann „regional" von der Fensterbank oder dem Balkon geerntet werden.

**BESONDERHEITEN:** Das aus dem „Lemongrass" gewonnene ätherische Öl heißt Citronella, es wirkt gegen Bakterien und Pilze. Als Duftstoff findet es in Parfüms und anderen Kosmetika Verwendung und ist auch als insektenabwehrendes Mittel bekannt.

In der Küche profitieren nicht nur asiatische Gerichte, auch Fisch, Gemüse und Suppen kann man damit verfeinern. Das Zitronengras sollte nicht zu warm verräuchert werden, da es schnell verbrannt riecht.

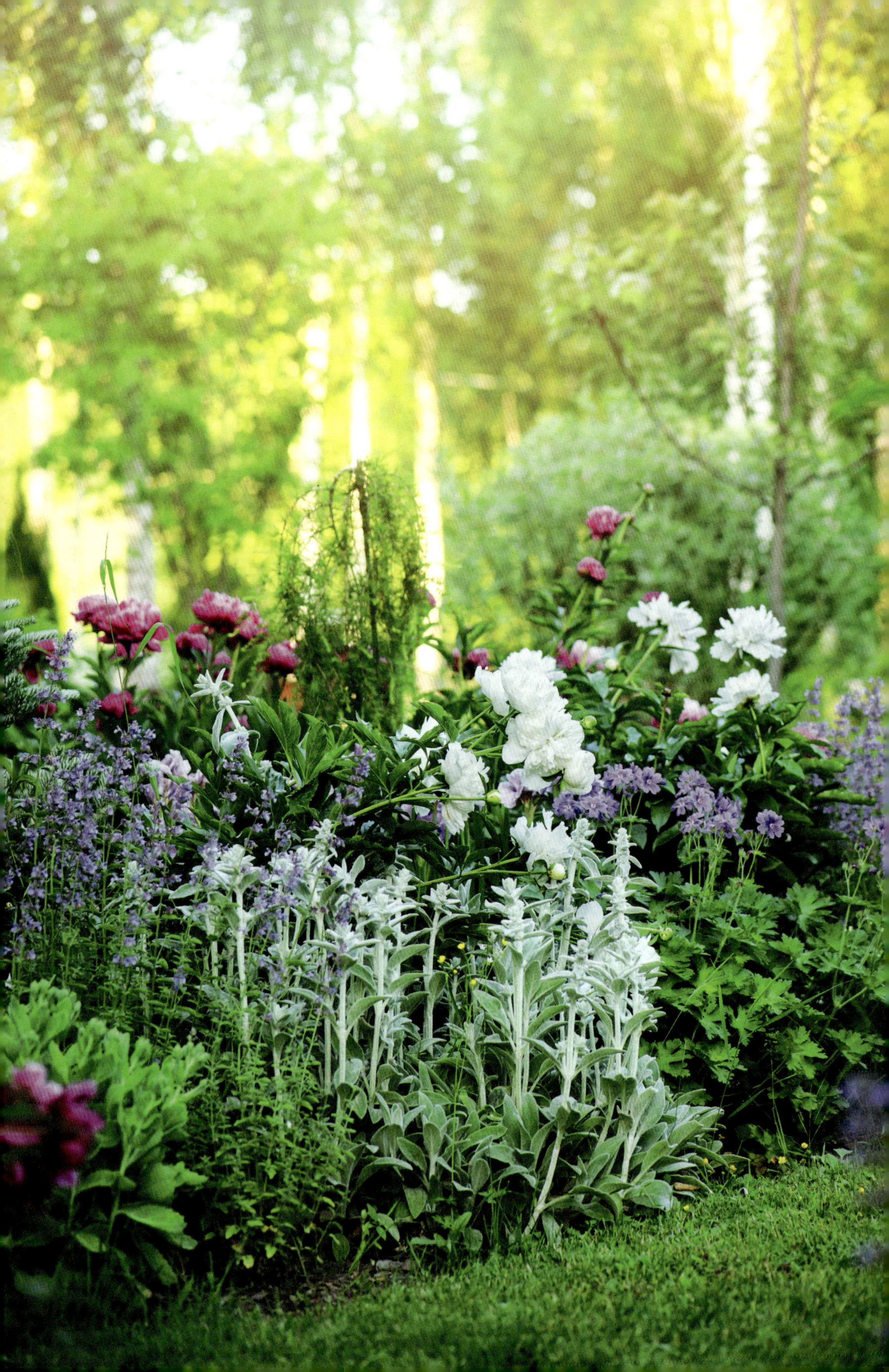

# GARTEN

VON ALANT
BIS ZITRONENVERBENE

## ALANT *(Inula helenium)*

***Wurzeln***

### Bote des Lichts

**DUFT:** sehr aromatisch-intensiv, süßliche, warme Holznote – erinnert etwas an Sandelholz

**WIRKUNG:** stimmungsaufhellend, Kraft und Freude gebend, vertreibt Traurigkeit, Angst und Melancholie, erdet und bringt doch Leichtigkeit, reinigend, Schutzpflanze

**STANDORT UND PFLEGE:** Vorzugsweise siedelt man den Echten Alant – eine mehrjährige, winterharte Staude – mit ausreichend Platz im eigenen Garten an und erntet im Spätherbst immer nur kleine Teile des Wurzelstocks.

**BESONDERHEITEN:** Der Wiesen- und der Weiden-Alant sind auch wildwachsend anzutreffen, Wurzeln dürfen aber nicht gesammelt werden, da diese Arten unter Naturschutz stehen.

Wie kleine Sonnen strahlen die Blüten des imposanten „Elfenampfers", deshalb galt er wohl in vielen Regionen als magische Zauber- und Heilpflanze mit schützenden Eigenschaften gegen Dämonen und Unheil.

### SABINE

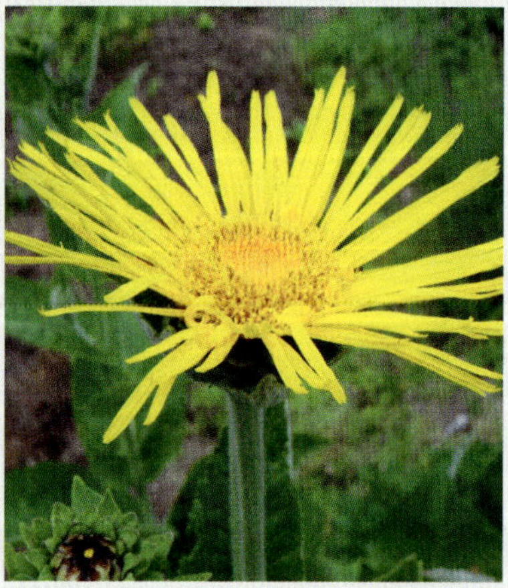

Im Zuge der Räucherexperimente probierte ich natürlich auch die sonnengelbe Alantblüte zu verräuchern. Abgesehen von einem zarten, herrlichen Honigduft war ich vor allem darüber erstaunt, dass sich unter der Wärme des Teelichts das Volumen der Blüte fast verdreifachte. Auch bei anderen Pflanzenblüten lässt sich dieses Phänomen des „tanzenden Öffnens" bestaunen. Ich habe es unter anderem bei Blüten vom Dill, der Braunelle und der Sterndolde beobachten können.

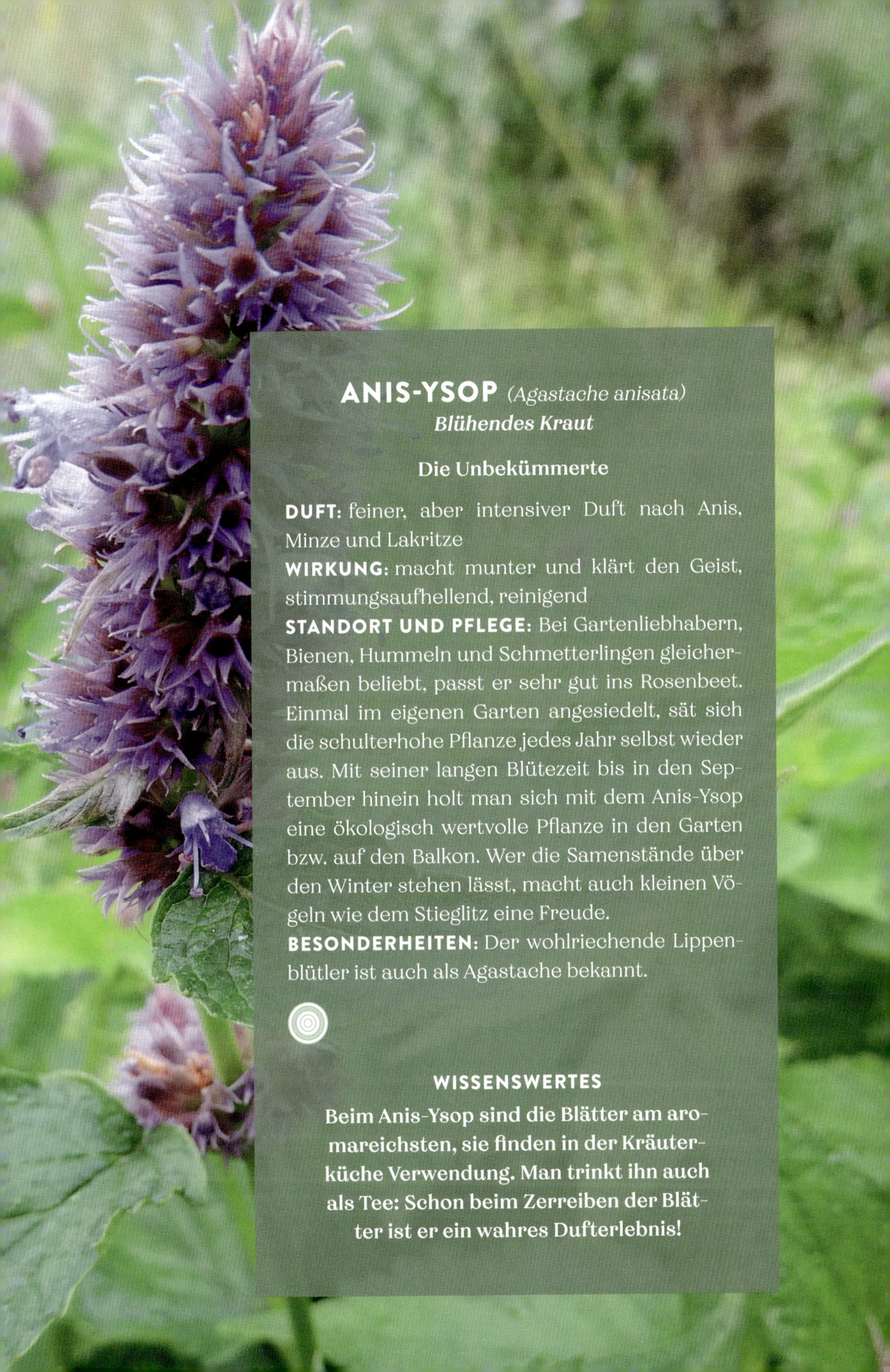

## ANIS-YSOP *(Agastache anisata)*

***Blühendes Kraut***

**Die Unbekümmerte**

**DUFT:** feiner, aber intensiver Duft nach Anis, Minze und Lakritze
**WIRKUNG:** macht munter und klärt den Geist, stimmungsaufhellend, reinigend
**STANDORT UND PFLEGE:** Bei Gartenliebhabern, Bienen, Hummeln und Schmetterlingen gleichermaßen beliebt, passt er sehr gut ins Rosenbeet. Einmal im eigenen Garten angesiedelt, sät sich die schulterhohe Pflanze jedes Jahr selbst wieder aus. Mit seiner langen Blütezeit bis in den September hinein holt man sich mit dem Anis-Ysop eine ökologisch wertvolle Pflanze in den Garten bzw. auf den Balkon. Wer die Samenstände über den Winter stehen lässt, macht auch kleinen Vögeln wie dem Stieglitz eine Freude.
**BESONDERHEITEN:** Der wohlriechende Lippenblütler ist auch als Agastache bekannt.

### WISSENSWERTES

**Beim Anis-Ysop sind die Blätter am aromareichsten, sie finden in der Kräuterküche Verwendung. Man trinkt ihn auch als Tee: Schon beim Zerreiben der Blätter ist er ein wahres Dufterlebnis!**

## APFELBAUM *(Malus domestica)*

***Frucht und Schale***

### Frucht der Erkenntnis

**DUFT:** fruchtig, aromatisch nach Bratapfel, weihnachtlich
**WIRKUNG:** fröhlich stimmend, lässt entspannen und genießen, sinnlich wärmend, herzöffnend, belebt eingefahrene Beziehungen, stärkt das Selbstvertrauen, segnende Schutzpflanze
**BESONDERHEITEN:** Verräuchert werden getrocknete Apfelringe, sie sind auch als leckere Nascherei und als aromatische Zutat für Tee und Punsch bekannt. Neben den Früchten und der Schale sind auch alle anderen Teile des Apfelbaums räucherbar. Apfelbaumholz riecht vor allem ohne Rinde sehr lieblich und bleibt mit einer warmen Holznote lange im Raum.

## BASILIKUM *(Ocimum basilicum)*

***Blühendes Kraut***

### Sommererinnerung

**DUFT:** würzig-krautig, aromatisch, Assoziation mit der italienischen Küche
**WIRKUNG:** aufheiternd, erfrischend und entspannend zugleich, hilft bei Ängsten und depressiven Verstimmungen, wirkt appetitanregend, hilft bei Überarbeitung und Stress, schenkt Kraft und Optimismus, Schutzpflanze
**STANDORT UND PFLEGE:** Als nicht winterharte mediterrane Pflanze muss sie in der kalten Jahreszeit vom Garten oder Balkon ins Haus übersiedeln.
**BESONDERHEITEN:** Im Volksglauben gilt Basilikum als Schutzpflanze, sie wurde aber auch verräuchert, um Streit zu schlichten und das Glück anzuziehen.

### WISSENSWERTES

Tulsi *(Ocimum tenuiflorum syn. Ocimum sanctum)* ist eine sehr aromatische Basilikumart, die im Hinduismus heilig ist und auch nicht zerkleinert werden darf. Sie gilt als eine Göttin in pflanzlicher Form. Der Duft im Raum erinnert neben einer würzigen Basilikumnote etwas an Weihrauch, bei höherer Temperatur wird das Aroma zunehmend fruchtig und riecht nach Himbeere. Neben den Wirkungen des klassischen Basilikums gilt Tulsi als besondere Schutzpflanze.

## BOHNENKRAUT *(Satureja montana)*

***Blühendes Kraut***

Aphrodisiakum und Verjüngungsmittel

**DUFT:** stark würzig, thymianartig, aromatisch, warm
**WIRKUNG:** öffnet die Sinne, gibt Stärke und Durchhaltevermögen, bringt Energie bei Schwächezuständen, Reinigungs- und Schutzpflanze, harmonisiert Räume, appetitanregend, verleiht Tatendrang, hilft Lösungen zu finden, schleimlösend und damit positiver Effekt auf die Atemwege, sinnlich
**STANDORT UND PFLEGE:** Das mehrjährige und winterharte Berg-Bohnenkraut bevorzugt im Garten einen trockenen und sonnigen Standort. Das ebenso verwendbare Sommer-Bohnenkraut *(Satureja hortensis)* ist nur einjährig, bleibt dem Garten aber über Selbstaussaat treu.
**BESONDERHEITEN:** Mönchen war in früheren Zeiten der Verzehr und Anbau von Bohnenkraut verboten – es galt als Heilmittel gegen Impotenz.

### ELISABETH

Berg-Bohnenkraut wächst in meiner Kräuterspirale und sein Duft verblüfft mich immer wieder. Ich setze mich dort gerne einmal für eine Verschnaufpause nieder, rieche einige Minuten intensiv an der Pflanze und fühle mich sofort ausgesprochen gestärkt.

## CURRYKRAUT *(Helichrysum italicum)*

***Blühendes Kraut***

**Die Unsterbliche**

**DUFT:** curryartiger, würziger, exotischer Duft

**WIRKUNG:** erfrischend und stimmungsaufhellend, entspannend bei Unruhe und Stress, hilft bei der Aufarbeitung von seelischen Blockaden

**STANDORT UND PFLEGE:** Die auch Italienische Strohblume genannte Pflanze ist ein mehrjähriger Halbstrauch, der volle Sonne bevorzugt und sandigen, nährstoffarmen Boden benötigt. Mit diesen Vorrausetzungen und einer frostgeschützten Überwinterung lässt sich das Currykraut problemlos im Garten oder auf dem Balkon kultivieren.

**BESONDERHEITEN:** Das Currykraut heißt auf Englisch Everlasting, wahrscheinlich kommt der Name vom anhaltenden Duft sowie von der gelben Blütenfarbe, die es lange beibehält. Auch als Immortelle, „die Unsterbliche", ist das Kraut bekannt – sehr passend, da das ätherische Öl „Immortelle" ein natürliches Fixativ ist, das Düften mehr Beständigkeit und Tiefe verleiht. Es wird gerne für die Herstellung von Kosmetika und Naturparfüms verwendet und ist in der Aromatherapie schon lange bekannt. Currykraut ist auch in der Küche verwendbar, hat mit der Gewürzmischung Curry aber nur den Namen gemeinsam.

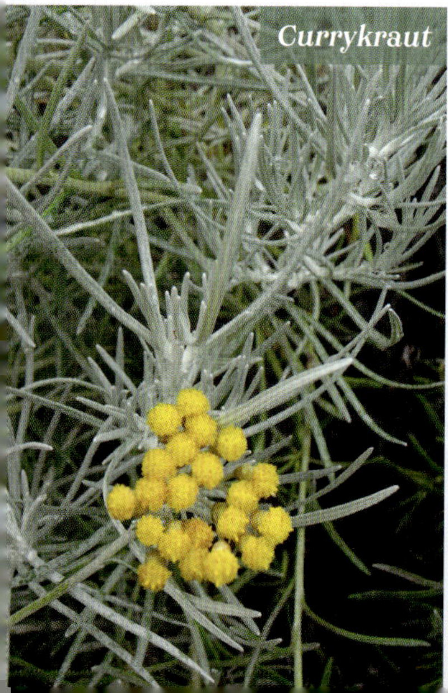
*Currykraut*

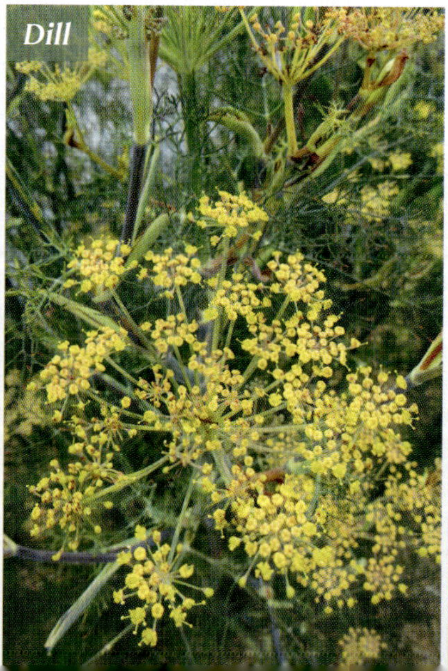
*Dill*

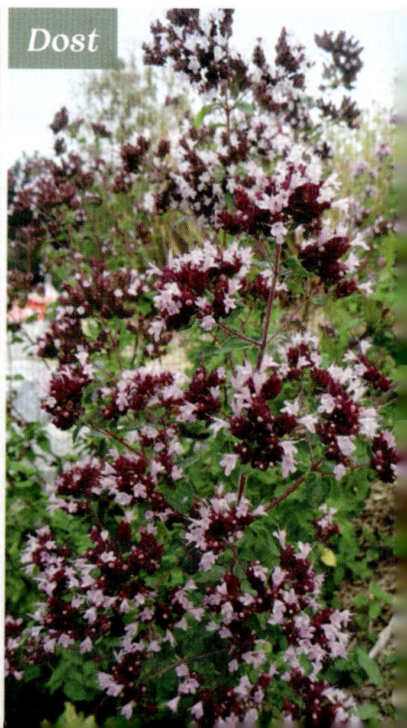
*Dost*

## **DILL** *(Anethum graveolens)*

***Samen***

**Baldrian, Dost und Dill, da kann die Hex nit, wie sie will!**

**DUFT:** würzig-aromatisch, etwas pfeffrig, erinnert an Kümmel
**WIRKUNG:** entkrampfend und entspannend – auch auf seelischer Ebene, gibt Kraft und Mut, fördert die Ausdauer, stimmungsaufhellend, ausgleichend, Schutzpflanze
**STANDORT UND PFLEGE:** Lässt man einige Dillblüten im Garten aussamen, kommt er im nächsten Jahr von allein wieder.
**BESONDERHEITEN:** Dem intensiv duftenden Dill wurde im Volksglauben eine starke schutzmagische Wirkung nachgesagt. Auch die Blüten können verräuchert werden, sie verbreiten neben dem klassischen Dillduft auch noch ein süß-blumiges Aroma – fein und verspielt.

## **DOST** *(Origanum vulgare)*

***Blühendes Kraut***

**Insekten-Tankstelle**

**DUFT:** frisch, aromatisch-würzig, balsamisch
**WIRKUNG:** reinigend und unterstützend bei Erkältungskrankheiten, harmonisierend, stärkt das Selbstvertrauen, Schutzpflanze
**SAMMELHINWEISE:** Dost wird in der Vollblüte bei sonnigem Wetter geerntet.
**STANDORT UND PFLEGE:** Einmal im Garten angesiedelt erweitert die winterharte Pflanze jährlich ihren Radius. Sie bevorzugt einen sonnigen, trockenen Standort und ist ein wahrer Schmetterlingsmagnet. Dost ist sehr robust und dadurch einfach zu pflegen. Am Balkon steht er idealerweise auch an einem sonnigen Platz mit kalkhaltiger Erde, muss im Topf aber, anders als im Garten, regelmäßig gegossen werden.
**BESONDERHEITEN:** Viele kennen Dost auch unter dem Namen Oregano, der als beliebtes Küchengewürz gilt, vor allem für Pizza. Der sehr ähnlich aussehende, etwas mildere Majoran *(Origanum majorana)* kann mit gleicher Wirkung ebenso zum Räuchern verwendet werden

## **DUFTPELARGONIE** *(Pelargonium-Arten)*

***Blätter***

### Der Name ist Programm

**DUFT:** je nach Sorte
**WIRKUNG:** erfrischend, belebend, eine harmonische Raumatmosphäre schaffend, gegen Anspannung und Unruhe, insektenvertreibend; die Aromatherapie setzt den Duft von Rosenpelargonien bei Stress und Unausgeglichenheit ein, er soll auch den Hormonhaushalt ausgleichen und damit eine gute Grundlage für Kinderplanung sein
**STANDORT UND PFLEGE:** Duftpelargonien lieben einen sonnigen Standort und durchlässiges Substrat. Sie kommen mit Trockenheit besser zurecht als Geranien. Am besten zieht man sie in Töpfen auf dem Balkon oder der Fensterbank. Sie müssen spätestens im Winter ins Haus, da sie frostfreie Temperaturen benötigen.
**SAMMELHINWEISE:** *Pelargonium tomentosum* wird wegen ihres Duftes auch Pfefferminz-Pelargonie genannt, Pelargonium graveolens hat einen rosenähnlichen Duft, Pelargonium cucullatum verströmt einen weihrauchähnlichen, würzigen Duft. Besonders intensiv sind auch 'Marbel Grey', 'Lemon Fancy' und 'Queen of Lemons'.
**BESONDERHEITEN:** Umgangssprachlich wird die vielseitige Pflanze manchmal auch Duftgeranie genannt. Ihre mit ätherischen Ölen randvollen Blätter welken nur sehr langsam und werden je nach Art nie so „raschelnd“ trocken, wie man es von anderen Pflanzen gewohnt ist. Beim Räuchern entwickelt sich der Duft nur bei niedrigen Temperaturen optimal.

#### WISSENSWERTES

**Das ätherische Öl in den Blättern setzt einerseits die Verdunstung herab, schützt die Pflanzen aber auch vor Schadinsekten. Die Blätter sind für uns ungefährlich und sogar für den Verzehr geeignet. Sie können in kleinen Mengen ihr Aroma auch in unser Essen zaubern.**

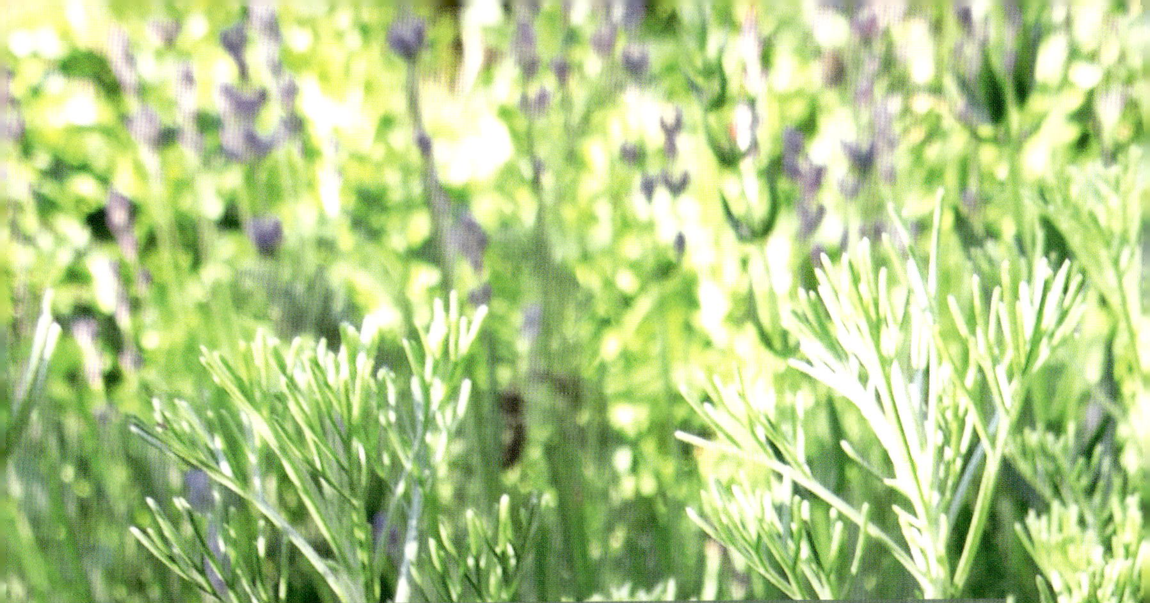

## EBERRAUTE

*(Artemisia abrotanum var. maritima)*

***Kraut***

**Die Stoische**

**DUFT:** stark würzig, nach Cola und Zitrone duftend, in Folge auch leicht nach Weihrauch riechend

**WIRKUNG:** stark reinigend, stärkend, belebend, bei Erkältungskrankheiten, hilft beim Setzen von Grenzen, Schutzpflanze, Ungeziefer vertreibend

**STANDORT UND PFLEGE:** Die Eberraute kann praktischerweise über Stecklinge vermehrt werden – dazu reicht es, einige Äste mit der Gartenschere abzuschneiden und in ein Wasserglas zu stellen. Sobald sich Wurzeln gebildet haben, kann man die Stecklinge in den Garten oder einen Topf pflanzen. Meist funktioniert es auch, die abgeschnittenen Zweige einfach nur in feuchte Erde zu stecken. Die robuste Pflanze bevorzugt einen sonnigen Standort ohne Staunässe.

**BESONDERHEITEN:** Die Variation maritima ist auch als Cola-Kraut bekannt. Als stark aromatische Pflanze kann sie auch Grundlage für Sirup oder Likör sein.

## **ENGELWURZ** *(Angelika archangelika)*

***Wurzel***

### Lichthüterin

**DUFT:** stark aromatisch, süßlich-lieblich, leichtes Petersilienaroma mit sehr blumiger Note
**WIRKUNG:** unterstützt bei Schwächezuständen, schenkt Optimismus und Kraft, angstlösend und stimmungsaufhellend, bei Nervosität erdend, lichtvolle Schutzpflanze, ohne abzugrenzen, keimtötend
**SAMMELHINWEISE:** Die Wurzeln der zweijährigen meterhohen und sehr imposanten Engelwurz werden im Herbst des ersten oder im Frühling des zweiten Jahres gegraben. Sobald die Pflanze blüht, verliert die Wurzel an Kraft, wird zäh und trocknet ein.
**STANDORT UND PFLEGE:** Ist die Engelwurz einmal verblüht, samt sie sich selbst wieder aus und sorgt für Nachwuchs. Da die Samen sehr schnell an Keimfähigkeit verlieren und Engelwurz auch bei der Ortswahl etwas heikel ist, vertraut man lieber der Natur und lässt die Samenstände über den Winter einfach stehen.
**BESONDERHEITEN:** In der Natur ist die wilde Schwester der hier beschriebenen Echten Angelika, die Wald-Engelwurz *(Angelika sylvestris)*, als eine heimische Vertreterin häufig zu finden. Sie wächst bevorzugt an feuchten Waldrändern. Auch diese Wurzeln werden vor der Blüte gesammelt und bedürfen einer guten Artenkenntnis. Der Duft der Wald-Engelwurz ist etwas weniger intensiv und erdiger als jener der Echten Engelwurz, aber dennoch sehr fein und schön von der Wirkung. Die Wurzel der Echten Angelika wurde in Pestzeiten gekaut, um sich vor Ansteckung zu schützen.

#### SABINE

Meine Liebe zur Engelwurz, vor allem zur wilden Wald-Engelwurz, hat sich erst vor ein paar Jahren entwickelt. Ob beim Räuchern, in einer Salbe oder im Gewürzmet – ich schätze neben dem besonderen Aroma die lichte und kraftvolle Wirkung. Eine Pflanze mit großer Schönheit und Charakter! Achtsam grabe ich die Wurzeln rund um Allerheiligen mit einem Rehbockkrickerl und meinen bloßen Händen aus der Erde.

## **EIBE** *(Taxus baccata)*

***Reisig***

### Kantelbaum – Totenbaum und Hüterin der Schwelle

**DUFT:** pfeffrig, warm-süßlich, etwas nach Vanille
**WIRKUNG:** zentrierend, unterstützt bei Veränderung und hilft loszulassen, lädt ein zur Innenschau, transformierend, fördert Ahnenkontakt, Schutzpflanze
Sollte nur bei Resonanz mit der Pflanze und einem stabilen Gemütszustand verräuchert werden!
**SAMMELHINWEISE:** Passend zur Funktion als Schwellenhüterin bieten sich als guter Sammelzeitpunkt Allerheiligen und Allerseelen an – die Nacht auf den 1. November ist auch mit dem keltischen Samhain gleichzusetzen, beziehungsweise wurde/wird das Fest der Ahnen, je nach Sichtweise, auch am 11. Neumond nach der Wintersonnenwende gefeiert.
**STANDORT UND PFLEGE:** Die Eibe kann als winterhartes Gewächs auch im Kübel gezogen werden. In diesem Fall sollte der Standort schattig sein. Durch Rückschnitt verzweigt sie sich strauchartig.
**BESONDERHEITEN:** Verräuchert werden die Zweige mit Nadeln und Holz. Auch das Verräuchern der Rinde ist möglich. Da die Eibe in allen europäischen Ländern als geschützt gilt, sammelt man lieber von Exemplaren in Gärten – auch in Parkanlagen wird man oft fündig. Alle Teile des Baums bis auf den roten Samenmantel und die Pollen sind stark giftig. Daher sollte die Eibe nie in größerer Menge und nicht in geschlossenen Räumen verräuchert werden.

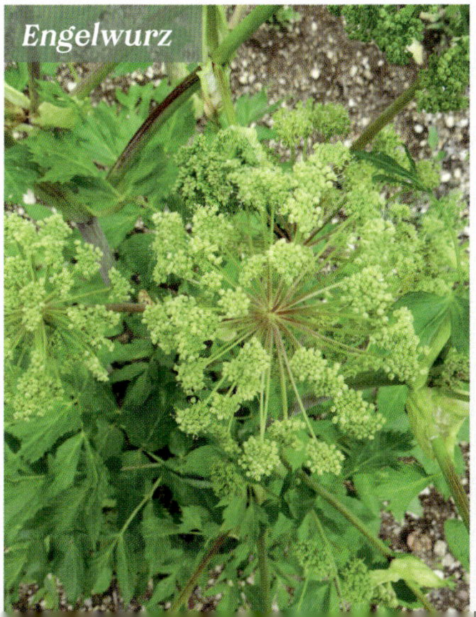
*Engelwurz*

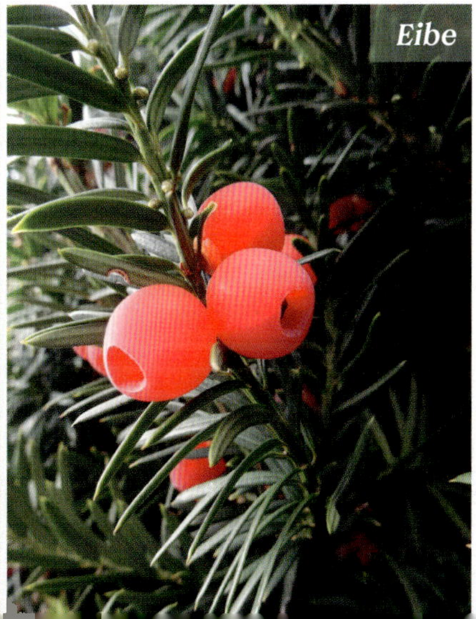
*Eibe*

## **FLIEDER** *(Syringa vulgaris)*

***Blüten***

### Sinnliche Entführung

**DUFT:** süß, warm, intensive, blumige Parfümnote
**WIRKUNG:** entspannend, bringt Lebensfreude, besonders geeignet für nervöse Menschen, für alle Belange in Bezug auf die Liebe – zum Stärken, Klären und Lösen, segnend, Schutzpflanze
**BESONDERHEITEN:** Im Volksglauben wurde Flieder gegen Verfluchungen und bei allen Arten von Unheil verräuchert, vor allem ab dem 19. bis ins 20. Jahrhundert wurde er als schützender und glücksbringender Hausbaum gepflanzt.

## **GEISSBLATT** *(Lonicera caprifolium)*

***Blüten***

### Sommernachtstraum

**DUFT:** süß, blumig, parfümartig, erinnert an Jasmin
**WIRKUNG:** bringt uns ins Jetzt, unterstützt uns beim Loslassen, entspannend, stimmt freundlich, sinnlich, vermittelt Leichtigkeit und Freude
**SAMMELHINWEISE:** Die Blüten verströmen von Mai bis Juli vor allem in den Abendstunden ihren wohlriechenden, schwer-blumigen Duft. Dies dient vor allem dazu, bestäubende Nachtfalter anzulocken. Am Folgetag verwelkt die gerade erst geöffnete Blüte rasch.
**STANDORT UND PFLEGE:** Das winterharte Jelängerjelieber, wie das Geißblatt auch heißt, kann an einem halbschattigen Platz am Balkon gezogen werden. Für eine gute Topfhaltung von Geißblatt sollte der Kübel groß genug sein (ca. 40 cm) und am Boden eine Drainageschicht mit Kies aufweisen. Man sollte nährstoffreiche, luftdurchlässige, humose Erde wählen, ein passendes Rankgerüst darf auch nicht fehlen. Regelmäßiges Gießen – auch in der Winterzeit – ist wichtig. Gedüngt wird einmal monatlich zwischen März und Juni.
**BESONDERHEITEN:** Geißblatt ist als Nr. 16 – Honeysuckle – auch als Bachblüte bekannt. Sie wird vor allem dafür verwendet, aus Wehmut und nostalgischen Gedanken wieder in die Gegenwart, in den Augenblick zu kommen.

Auch die stark duftenden Blüten vom Japanischen Geißblatt *(Lonicera japonica)* sind sehr wohlriechend und können auf dem Stövchen die Stimmung eines lauen Sommerabends ins Haus zaubern.

**SABINE**

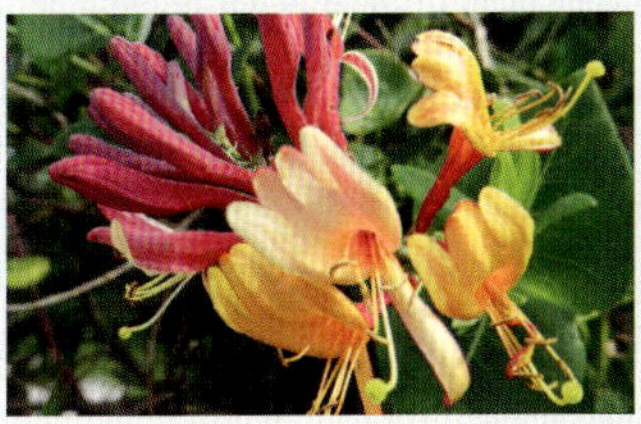

Für mich hat das Geißblatt eine stark sinnliche, geheimnisvolle Note. Ein lauer Sommerabend, ein Glas Rotwein, der Duft von Geißblatt – während ich in die Dunkelheit lausche, höre ich das Schwirren nektarsuchender Gäste.

## GOLDMELISSE *(Monarda didyma)*

***Blüten***

### Rotes Energiebündel

**DUFT:** frisch-würzig, blumig, etwas pfeffrig, sehr intensiv

**WIRKUNG:** erfrischend, bei Verspannungen und Stresszuständen, stärkend und klärend, stimmt fröhlich und optimistisch

**SAMMELHINWEISE:** Die röhrenförmigen Blüten können in Etappen abgezupft werden, da sie immer etwas zeitversetzt aufblühen. Beim Sammeln muss man vor allem auf Bienen achten.

**STANDORT UND PFLEGE:** Die mehrjährige Monarde breitet sich gerne über Wurzelausläufer aus und nimmt viel Platz in Anspruch. Damit sich kein Mehltaubefall bildet, sollte die Staude einen luftigen Standort haben und nicht zu dicht neben andere Pflanzen gesetzt werden. Sie bevorzugt sonnige bis halbschattige Lagen mit nährstoffreichen und durchlässigen Böden.

**BESONDERHEITEN:** Die essbare, auch Indianernessel genannte Pflanze ist eine Gartenschönheit und interessant für allerlei Insekten und Duftliebende. Tee oder Sirup aus Goldmelissenblüten ist wunderbar aromatisch.

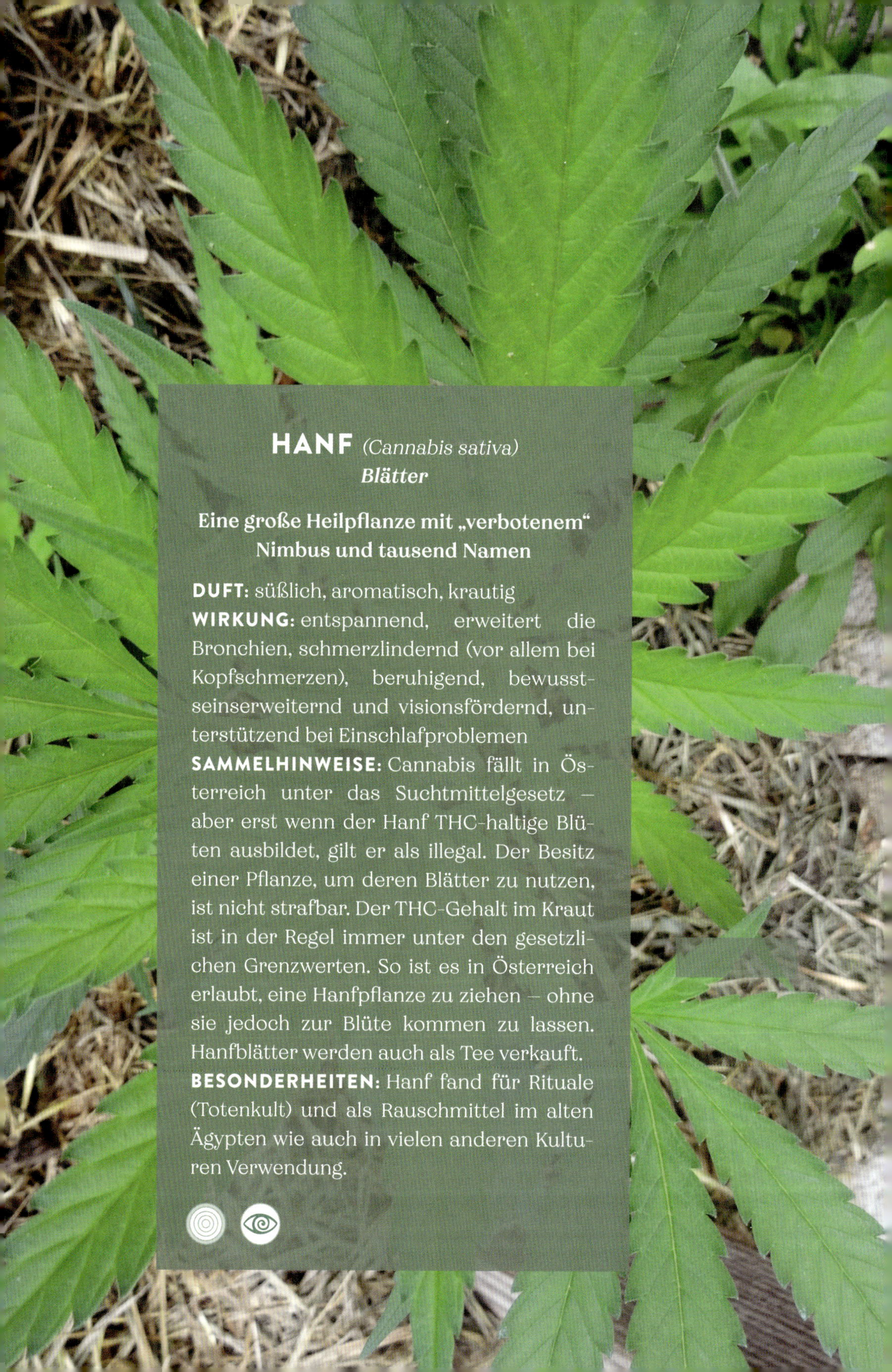

## HANF *(Cannabis sativa)*
***Blätter***

**Eine große Heilpflanze mit „verbotenem" Nimbus und tausend Namen**

**DUFT:** süßlich, aromatisch, krautig
**WIRKUNG:** entspannend, erweitert die Bronchien, schmerzlindernd (vor allem bei Kopfschmerzen), beruhigend, bewusstseinserweiternd und visionsfördernd, unterstützend bei Einschlafproblemen
**SAMMELHINWEISE:** Cannabis fällt in Österreich unter das Suchtmittelgesetz – aber erst wenn der Hanf THC-haltige Blüten ausbildet, gilt er als illegal. Der Besitz einer Pflanze, um deren Blätter zu nutzen, ist nicht strafbar. Der THC-Gehalt im Kraut ist in der Regel immer unter den gesetzlichen Grenzwerten. So ist es in Österreich erlaubt, eine Hanfpflanze zu ziehen – ohne sie jedoch zur Blüte kommen zu lassen. Hanfblätter werden auch als Tee verkauft.
**BESONDERHEITEN:** Hanf fand für Rituale (Totenkult) und als Rauschmittel im alten Ägypten wie auch in vielen anderen Kulturen Verwendung.

## **HEILIGENKRAUT** *(Santolina chamaecyparissus)*

***Blühendes Kraut***

### Überlebenskünstlerin

**DUFT:** würzig, stark aromatisch, duftet etwas nach Liebstöckel, Kamille und Weihrauch
**WIRKUNG:** antibakteriell, raumreinigend, natürliche Insektenabwehr, entspannend, bei Nervosität, klärend und konzentrationsfördernd
**STANDORT UND PFLEGE:** Die mediterrane, auch als Zypressenkraut bekannte Pflanze kann man gut im Garten ansiedeln – hier fühlt sie sich vor allem in sonnigen Steingärten oder auch Töpfen wohl. Heiligenkraut ist nur bedingt winterhart und sollte über den Winter lieber mit etwas Laub oder Ähnlichem abgedeckt werden.
**BESONDERHEITEN:** Zum Zweck des Räucherns und Insektenvertreibens wird das Heiligenkraut zur Blüte geerntet, da es zu diesem Zeitpunkt am würzigsten ist. Für die Verwendung in der Küche erntet man besser vor der Blüte – es wird mit der Zeit bitter.
Zeitweilig diente das Heiligenkraut auch als günstiger Weihrauchersatz.

### WISSENSWERTES

**In Frankreich wird das Heiligenkraut *garde-robe* genannt, was so viel heißt wie „Kleidung bewachen". Das Kraut lässt sich dort in vielen Kleiderschränken als biologischer Mottenschutz finden.**

### ELISABETH

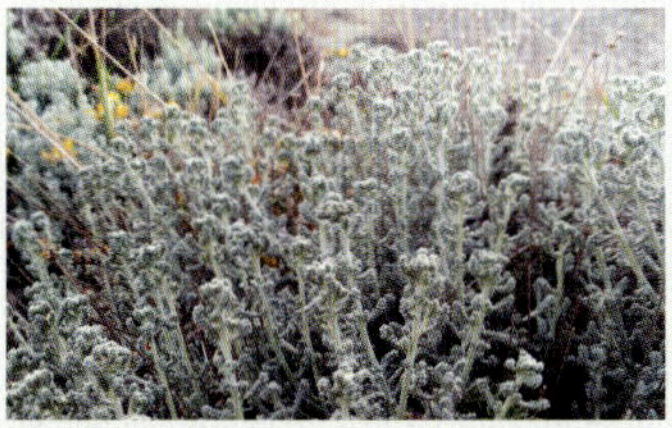

Ich habe das Graue Heiligenkraut im Urlaub in Italien kennen und lieben gelernt. Beim Wandern fühlte ich mich vom frischen weihrauchartigen Duft, den dieser Halbstrauch beim Berühren verströmt, immer wieder gestärkt und erfreut.

## HOLUNDER *(Sambucus nigra)*
### *Blüten*

Wohnsitz der Göttin

**DUFT:** süß-krautig, etwas nach Kakao, Apfel und Honig, klassischer Hollerduft
**WIRKUNG:** entspannend, emotional stärkend, segnend, unterstützt dabei, die eigenen Lebensaufgaben zu erkennen und mit Freude zu füllen, stärkt die intuitive Wahrnehmung, fördert die Hellsicht und begleitet bei Meditation und Innenschau, Schutzpflanze
**SAMMELHINWEISE:** Holunder blüht von Mai bis Juni. Da die Blüten beim Trocknen die ersten Tage sehr intensiv und eher unangenehm riechen, empfiehlt sich hierfür ein luftiges Zimmer abseits der Schlafräume.
**BESONDERHEITEN:** In vielen Kulturen, aber auch im Aberglauben unserer Vorfahren spielte der Holunder eine große Rolle. Oftmals wurden in ihm Göttinnen oder gute Geister verehrt. Der „Holler" wurde als ein Schwellenbaum zur Anderswelt betrachtet, von dem aus Segen und Fruchtbarkeit ins Diesseits gelangen konnten. So war es früher im ländlichen Bereich noch üblich, beim Haus eine „Hollerstaude" zu haben – ein Garant für Glück und Gesundheit.
Für das Räuchern auf dem Stövchen eignet sich auch das Holz mit einer sanften, raumdurchwebenden, holzigen Note und die Blätter mit einem kurz an Holunderbeeren erinnernden, süß-krautigen Duft. Holz und Blätter vertragen etwas mehr Temperatur als die empfindlicheren Blüten.

**SABINE**

Der Holunder machte beim Schreiben des Buchskriptums die 99 voll. Holunderblüten verwende ich vor allem in Kombination mit anderen Kräutern und Harzen. Wenn ich eine Segnungsräuchermischung zusammenstelle, gesellen sie sich oft intuitiv dazu. Auch im gesundheitlichen Bereich ist der Holunder ein treuer und wertvoller Begleiter und wohl die wichtigste Grundlage meiner Hausapotheke.

## JOHANNISBEERE *(Ribes rubrum und nigrum)*

***Äste, Holz mit Rinde***

### Die Freigiebige

**DUFT:** frisch, fruchtig, angenehm warm-holzig
**WIRKUNG:** schenkt Gelassenheit und wirkt ausgleichend, wirkt auf Geist und Körper belebend, fördert die Kreativität und unterstützt die Ideenfindung, sinnlich, stimmungsaufhellend
**SAMMELHINWEISE:** Die in Österreich als Ribiseln bezeichneten Stauden werden in der Regel nach der Ernte im Sommer bis spätestens zum Frühjahr ausgelichtet – diese Äste können praktischerweise gleich gesammelt und getrocknet werden.
**BESONDERHEITEN:** Der Duft ist eher in Stövchennähe wahrnehmbar – eignet sich daher auch perfekt für eine unaufdringliche Aromatisierung des Büroplatzes – vor allem die Rote Ribisel riecht nur dezent fruchtig, bei größerer Hitze auch leicht nach Vanille und warm-holzig, wohingegen das Holz der Schwarzen Johannisbeere einen kräftigen, fruchtigen Duft verströmt.

## KALMUS *(Acorus calamus)*

***Wurzel***

### Das Leben ist immer jetzt

**DUFT:** parfümartig, aromatisch, holzig-scharf, leichte Note von Vanille und Pfeffer, erinnert an Kandiszucker
**WIRKUNG:** macht munter, wirkt anregend, bei Erschöpfungszuständen, gedächtnisstärkend, Nerventonikum, aphrodisierend, schärft die Sinne für das Gegenwärtige und die Wahrnehmung
**STANDORT UND PFLEGE:** Als bereits sehr seltene und auch geschützte Pflanze kann sie nur im eigenen Garten kultiviert werden. Kalmus bevorzugt feuchte, nährstoffreiche Erde, zum Beispiel am Ufer eines Biotops, und einen sonnigen bis halbschattigen Standort.
**BESONDERHEITEN:** Kalmus ist ein sehr altes Räuchermittel. In den religiösen Traditionen von Ägypten bis hin zu denen in Indien, Tibet und Nordamerika war und ist er wichtiger Bestandteil. Das ätherische, wohlduftende Öl findet aber auch in der Parfümindustrie Verwendung.

## KAMILLE *(Matricaria chamomilla)*
***Blüten***

### Kraut der Demut

**DUFT:** fein würzig, angenehm warm, Assoziation mit klassischem Kamillentee
**WIRKUNG:** schenkt Gelassenheit und besänftigt erhitzte Gemüter, beruhigend, mütterlich, fördert Harmonie und Toleranz, segnend
**STANDORT UND PFLEGE:** Die Kamille lässt sich leicht im eigenen Garten ansiedeln. Sie liebt karge Standorte und volle Sonne und kommt jedes Jahr über Selbstaussaat wieder.
**BESONDERHEITEN:** Das ätherische Öl der Kamille hat eine azurblaue Farbe.
Die wildwachsende Strahlenlose Kamille *(Matricaria discoidea)* steht angesichts ihres Aromas der Echten Kamille in nichts nach. Ihr Duft ist kräftig, balsamisch und neben dem klassischen Kamillenduft sogar etwas fruchtig. Die ländliche Antwort auf die feine Grazie der Gärten.

### SABINE

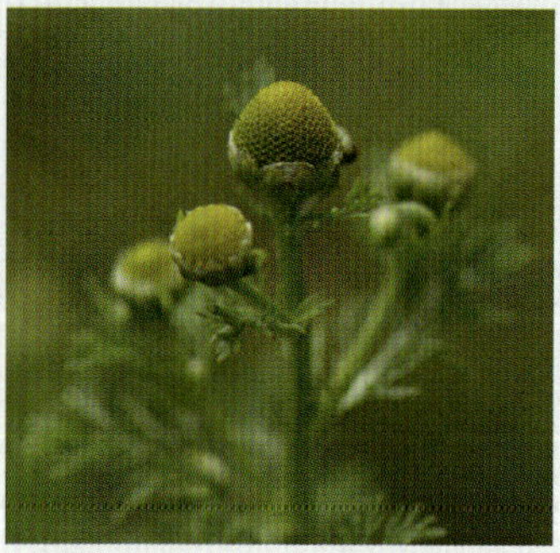

Auf vielbegangenen Wegen wachsend ist die Strahlenlose Kamille eine ausdauernde Natur und gibt diese Standfestigkeit auch in ihrem herrlichen Aroma wieder. Der Duft führt mich außerdem zurück in Kindheitstage, als wir im Hof meiner Großeltern die Pflanzen zwischen Steinen zerrieben. Meine Schwester und ich spielten „Kochen“ und haben dafür wohl so manche Staude zerkleinert.

## LAVENDEL *(Lavendula angustifolia)*

***Blühendes Kraut***

### Klarheit in jeder Blüte

**DUFT:** frisch-blumig, klassisch, wohlbekannt von Kräuterkissen und Reinigungsmitteln

**WIRKUNG:** entspannend, stimmungsaufhellend, schlaffördernd, bei Unruhe und Erschöpfung, fördert die innere Balance, nervenberuhigend, konzentrationsfördernd, desinfizierend, reinigend, insektenvertreibend

**SAMMELHINWEISE:** Lavendel sollte kurz vor dem Aufblühen geerntet werden.

**STANDORT UND PFLEGE:** Lavendel braucht für ein gesundes Wachstum im Topf einen gut durchlässigen Boden ohne Staunässe. Eine Schicht aus grobem Kies am Topfboden sorgt dafür, dass der Lavendel keine nassen Füße bekommt. Ein nährstoffarmes Gemisch aus Blumenerde mit ½ Anteil Sand ist als Substrat am besten geeignet. Lavendel benötigt im Topf als Schwachzehrer keinen Dünger, sonst wird er blühfaul. Im Garten bevorzugt er ebenso einen nährstoffarmen, trockenen, sonnigen Ort und überdauert hier in der Regel auch den Winter gut. Ein zu feuchter Platz macht ihn jedoch frostempfindlich. Lavendel steht vor allem bei Schmetterlingen hoch im Kurs. Praktischerweise wirkt er aber auf Gelsen und Mücken abwehrend und kann daher farbenfroher Umrahmer von Sitzgelegenheiten werden.

**BESONDERHEITEN:** Lavendel duftet auch bei höheren Temperaturen noch sehr gut, deshalb ist er auch ein beliebtes Kraut zum Räuchern auf der Kohle oder Zutat für selbstgemachte Räucherstäbchen. Wird er auf dem Stövchen direkt über der Kerzenflamme verräuchert, beginnt er – als besondere Ausnahme unter den Kräutern – kurze Zeit sogar wohlriechend zu rauchen. Andere Kräuter würden schon längst verbrannt riechen. Die Stängel selbst haben nur einen leichten Lavendelduft – mit einer angenehmen krautigen, leicht harzigen Note. In Krankenzimmern verräuchert kann Lavendel die Raumluft reinigen und eine wohltuende Atmosphäre schaffen.

## LIEBSTÖCKEL *(Levisticum officinale)*

***Wurzel***

**Resolute Verführerin**

**DUFT:** stark aromatisch und raumfüllend, erinnert an kräftige Suppe
**WIRKUNG:** stimmungsaufhellend, fördert Optimismus und Zuversicht, Aphrodisiakum, entkrampfend, stärkend, angstlösend, schwere Gedanken vertreibende Schutzpflanze
**SAMMELHINWEISE:** Junge Wurzeln des sogenannten „Maggikrauts" werden im Herbst gegraben.
**STANDORT UND PFLEGE:** Die mehrjährige und winterharte Pflanze ist leicht im Garten kultivierbar.
**BESONDERHEITEN:** Blätter und Samen des Liebstöckels sind als kräftiges Küchengewürz bekannt und können natürlich ebenso verräuchert werden. Der Duft der Wurzel auf dem Stövchen ist überraschend gut, aber auch sehr präsent und eignet sich daher zum Neutralisieren unangenehmerer Gerüche. In Mischungen sollte man Liebstöckel nur in sehr kleinen Mengen verwenden.

## LINDE *(Tilia cordata)*

***Blüte***

**Baum der Liebenden**

**DUFT:** blumig, süßlicher, parfümartiger Duft, erinnert an Maiglöckchen
**WIRKUNG:** öffnet das Herz, bringt Ruhe und Gelassenheit, antidepressiv, beruhigend, schlaffördernd, segnend, vermittelt bei Liebesangelegenheiten
**SAMMELHINWEISE:** Wer nach Linden sucht, wird – abgesehen vom eigenen Garten – am ehesten in Parkanlagen, bei Kirchen und auf Dorfplätzen fündig. Als besonderer Baum der Kommunikation und Geselligkeit war die Linde vor nicht allzu langer Zeit noch unverzichtbarer Mittelpunkt eines jeden Ortes. In Wäldern findet man Linden selten.
**BESONDERHEITEN:** Der blumige Duft ist in der Nähe des Stövchens gut wahrnehmbar, verliert sich in einem größeren Raum aber schnell. Junges Lindenlaub weist eine angenehme, zarte Honignote auf.

Ich bin zu Hause zwischen Tag und Traum
Dort wo die Kinder schläfern, heiß vom Hetzen,
dort wo die Alten sich zu Abend setzen,
und Herde glühn und hellen ihren Raum.

Ich bin zu Hause zwischen Tag und Traum.
Dort wo die Abendglocken klar verlangen
und Mädchen, vom Verhallenden befangen,
sich müde stützen auf den Brunnensaum.

Und eine Linde ist mein Lieblingsbaum;
und alle Sommer, welche in ihr schweigen
rühren sich wieder in den tausend Zweigen
und wachen wieder zwischen Tag und Traum.

---

**RAINER MARIA RILKE (1875–1926)**

## LEBENSBAUM *(Thuja occidentalis)*

***Zweigspitzen***

### Immergrüner Schwellen- und Schutzbaum

**DUFT:** würzig, intensiv-aromatisch
**WIRKUNG:** erdend, Kraft gebend und belebend, öffnet Raum für Neues, reinigend für die Seele, hilft vermehrt zu Klarheit, verbindet mit den Ahnen
**BESONDERHEITEN:** Die Thuje, wie sie auch genannt wird, wird als Hecke meist einem regelmäßigen Schnitt unterzogen. Sammeln sollte man aber lieber von stattlichen Bäumen, die mit bis zu 20 m Höhe ganz in ihrer Kraft stehen. Häufig findet man Thujen in Parkanlagen sowie bei älteren Gehöften.

## MAGNOLIE *(Magnolia soulangeana)*

***Blüten***

### Bezaubernde Sanftmut

**DUFT:** zart, süß parfümartig, etwas nach Vanille, dezent blumig
**WIRKUNG:** entspannend, beruhigend, herzöffnend, sinnlich, bei Nervosität und Ängsten, harmonisierend, fördert Kreativität und Lebensfreude, stärkt das Urvertrauen, segnend
**SAMMELHINWEISE:** Besonders intensiv und angenehm duften Magnolien der Arten Kobushi-Magnolie *(Magnolia kobus)*, Tulpen-Magnolie *(Magnolia soulangeana)* sowie Purpur-Magnolie *(Magnolia liliiflora)*. Die Blüten werden am Nachmittag eines sonnigen Tages geerntet und dann schonend getrocknet.
**BESONDERHEITEN:** Wenngleich uns der Duft mittlerweile auch als Aroma von Seifen und Waschmitteln vertraut ist, birgt er immer noch etwas Exklusives in sich. Seinen Ursprung hat er im China des 7. Jahrhunderts, wo die Magnolie einen hohen Stellenwert genoss. Der feine Duft ist beim Verräuchern besonders in Stövchennähe sehr gut wahrnehmbar.

## MEISTERWURZ *(Peucedanum ostruthium)*

***Wurzel***

### Die Machtvolle

**DUFT:** zu Beginn scharf/unangenehm, dann aromatisch-würzig
**WIRKUNG:** reinigend, desinfizierend, bringt Kraft und Vitalität, stärkt das Selbstvertrauen, wirkt inspirierend und belebend, unterstützt die Genesung nach längerer Krankheit, erdend, Schutzpflanze
**STANDORT UND PFLEGE:** Die Meisterwurz wächst in der Natur erst ab ca. 1000 m Seehöhe. Es ist aber auch gut möglich, die mehrjährige Pflanze im eigenen Garten anzusiedeln, vor allem weil sie in manchen Gebieten unter Schutz steht. Gut sortierte Gärtnereien bieten Pflanzen oder Samen an.
**BESONDERHEITEN:** Der große Heilkundige Paracelsus soll immer ein Stück „Bergwurz" bei sich getragen haben, um sich gegen Krankheiten wie die Pest zu schützen. Meisterwurz galt in den Alpen als Weihrauchersatz.

### ELISABETH

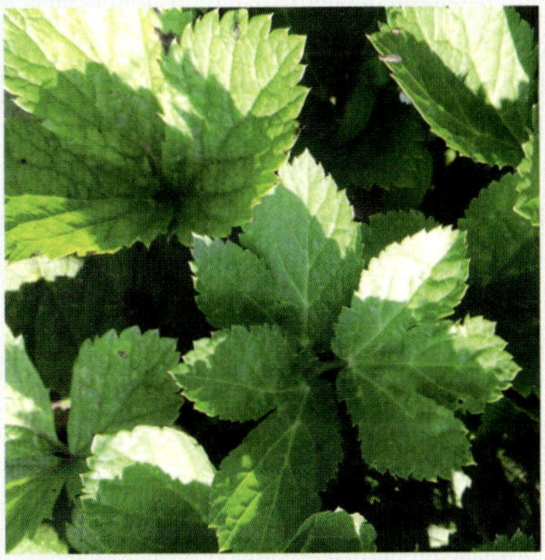

Allein das Ausgraben der Meisterwurz im Garten ist ein sinnliches Dufterlebnis. Ich mache das ganz behutsam mit der Hand. Die gesäuberten Wurzeln werden mit Schnaps angesetzt, der schon in früheren Zeiten als wirksames Allheilmittel galt. Die sehr aromatische Wurzel wärmt die Körpermitte, wirkt bei Verdauungsstörungen, Blähungen, Asthma und Bronchitis sowie bei Rheuma. Die getrocknete Wurzel trage ich als schützendes Kraftamulett bei mir.

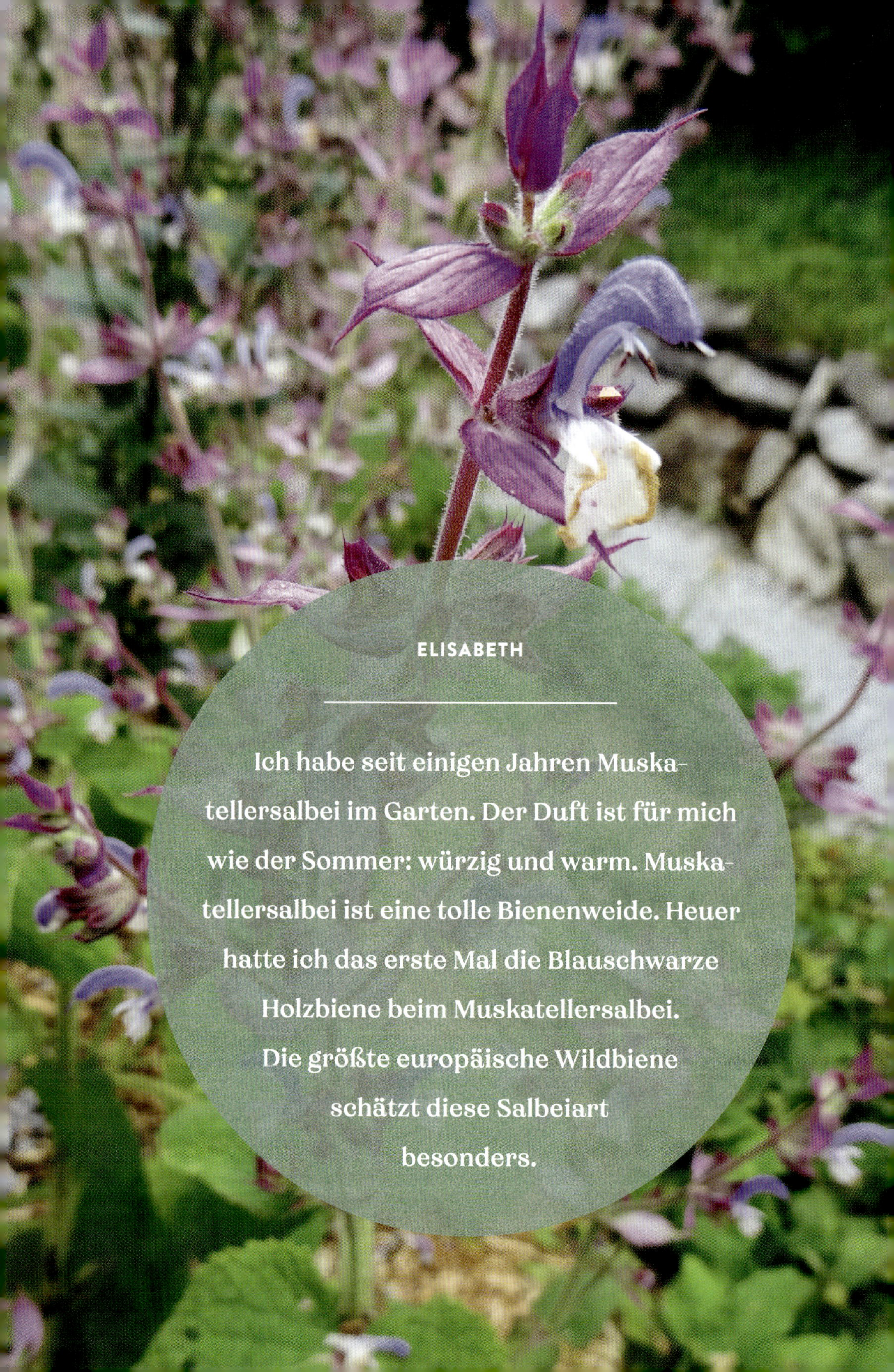

**ELISABETH**

Ich habe seit einigen Jahren Muskatellersalbei im Garten. Der Duft ist für mich wie der Sommer: würzig und warm. Muskatellersalbei ist eine tolle Bienenweide. Heuer hatte ich das erste Mal die Blauschwarze Holzbiene beim Muskatellersalbei. Die größte europäische Wildbiene schätzt diese Salbeiart besonders.

## MUSKATELLERSALBEI *(Salvia sclarea)*

***Blühendes Kraut***

### Die Animalische

**DUFT:** aromatisch, herb-blumig, leicht schweißähnlich, sehr intensiv
**WIRKUNG:** anregend für die Sinne, aphrodisierend, euphorisierend, schenkt humorvoll Lebensfreude, gegen Anspannung und Stress, hilft eingefahrene Denkmuster zu lösen, harmonisierend, fördert Kreativität und Innenschau
**STANDORT UND PFLEGE:** Muskatellersalbei lässt sich gut im eigenen Garten ansiedeln bzw. samt er sich auch leicht selbst aus. Er blüht nach einem Jahr als Blattrosette immer erst im darauffolgenden Jahr.
**BESONDERHEITEN:** Der Duft wird sehr unterschiedlich wahrgenommen und bewegt sich zwischen anziehend und abstoßend. Aufgrund des intensiven Aromas reicht stets eine sehr kleine Menge auf dem Stövchen. In Mischungen braucht es nur eine kleine Prise.
Schon im Mittelalter wurden Wein und Bier mit Muskatellersalbei gewürzt – er soll vor allem in Kombination mit Alkohol eine leichte psychoaktive, berauschende Wirkung haben.

## PFEFFERMINZE *(Mentha x piperita)*

***Kraut***

### Die Belebende

**DUFT:** frisch-krautig, klassischer Mentholduft
**WIRKUNG:** macht wach, reinigend, gibt Energie, nervenstärkend, hilft bei Kopfschmerzen und Übelkeit, fördert Konzentration und Intuition, Schutzpflanze
**STANDORT UND PFLEGE:** Im Garten vermehrt sich die Pfefferminze rasch durch Wurzelausläufer. Das mitunter recht invasive Wachstum kann durch das Pflanzen in Töpfe reguliert werden. Im Topf gezogen ist ein halbschattiger Standort entscheidend, damit die Pfefferminze genügend ätherische Öle ausbildet.
**BESONDERHEITEN:** Es gibt inzwischen sehr viele verschiedene Minzesorten im Handel, so kennt man auch Apfelminze, Schokoladenminze, Orangenminze und viele weitere Arten. Die einzelnen Sorten können sich aber nach einiger Zeit untereinander kreuzen.

## **PFINGSTROSE** *(Paeonia officinalis)*

***Blüte***

Rose ohne Dornen

**DUFT:** leicht, blumig-süß, zart, parfümartig
**WIRKUNG:** sinnlich, entspannend, stimmungsaufhellend, gegen Unruhe und Ängste, spirituelle Wegbegleiterin, fördert das Vertrauen und das Mitgefühl, passt auch gut in Räuchermischungen zum Thema Liebe
**SAMMELHINWEISE:** Dem Namen entsprechend werden die Blütenblätter am besten zu Pfingsten gesammelt.
**BESONDERHEITEN:** Je nach Pfingstrosenart duften die Blütenblätter unterschiedlich blumig.
In China steht die Pfingstrose für Reichtum und Schönheit.

## **QUITTE** *(Cydonia oblonga)*

***Frucht mit Schale***

Die goldenen Äpfel der Aphrodite

**DUFT:** fruchtig-frisch, blumig
**WIRKUNG:** harmonisierend, entspannend, bei Stress und Überanstrengung, für Liebesräucherungen, vermittelt Lebensfreude, stärkt die Selbstliebe und das Vertrauen in die eigenen Fähigkeiten, fördert die Kreativität
**BESONDERHEITEN:** Neben der fruchtigen Quittenschale können auch die Samen verräuchert werden. Sie brauchen jedoch recht lange, bis sie ihren würzig-fruchtigen Duft entfalten, der dann lange anhält.
Auch die kleinere Zierquitte kann zum Räuchern verwendet werden.
Die Quitte zählt mit 4000 Jahren Kultivierung zu den ältesten Obstbäumen der Welt. Sie wurde in den verschiedensten Epochen vor allem zum Thema Liebe verräuchert und um den Göttern zu danken.
Aufgrund seines guten Duftes wurde der „Honigapfel“ in früheren Zeiten auch gerne zur frischen Wäsche gelegt.

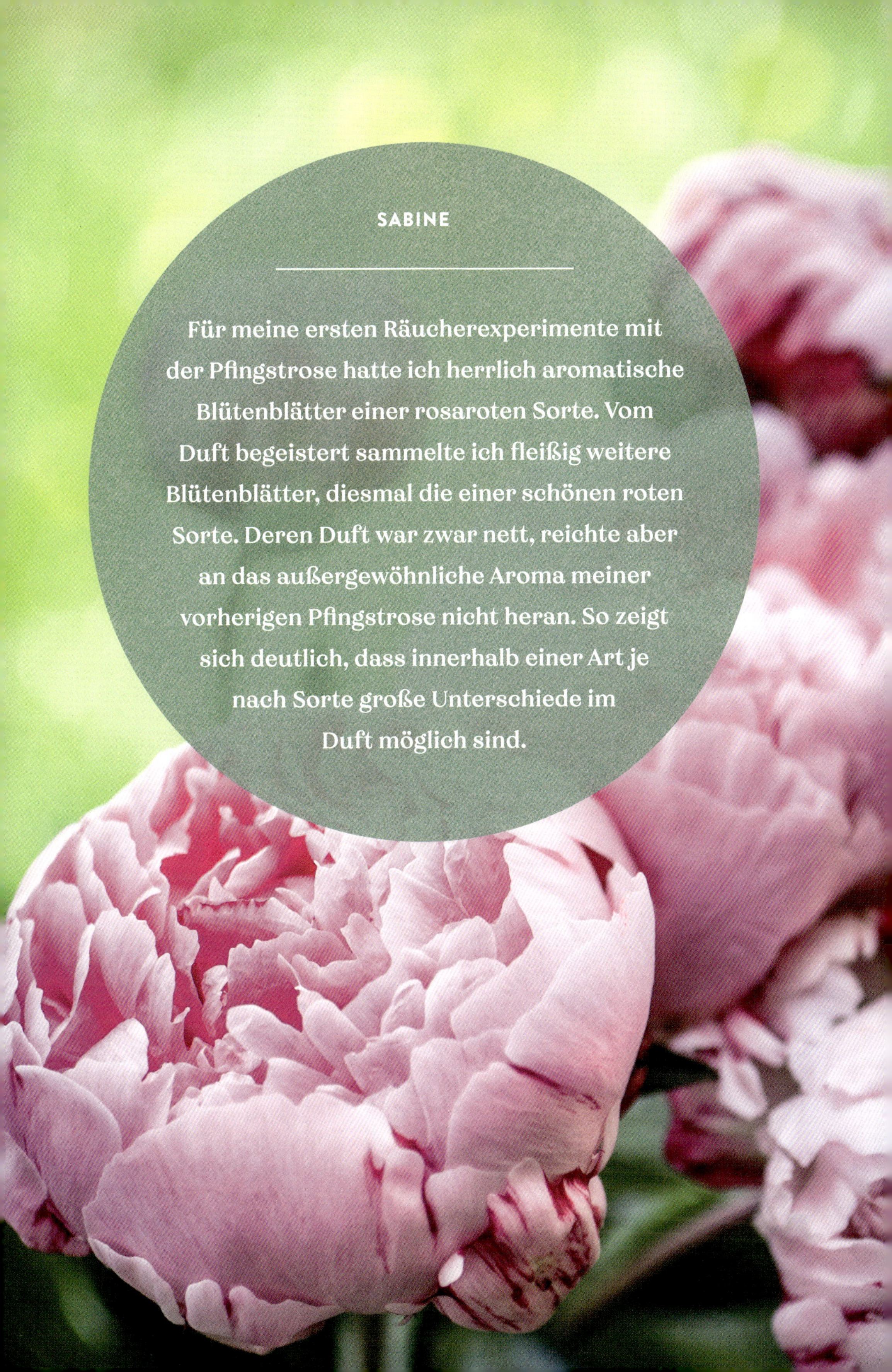

**SABINE**

Für meine ersten Räucherexperimente mit der Pfingstrose hatte ich herrlich aromatische Blütenblätter einer rosaroten Sorte. Vom Duft begeistert sammelte ich fleißig weitere Blütenblätter, diesmal die einer schönen roten Sorte. Deren Duft war zwar nett, reichte aber an das außergewöhnliche Aroma meiner vorherigen Pfingstrose nicht heran. So zeigt sich deutlich, dass innerhalb einer Art je nach Sorte große Unterschiede im Duft möglich sind.

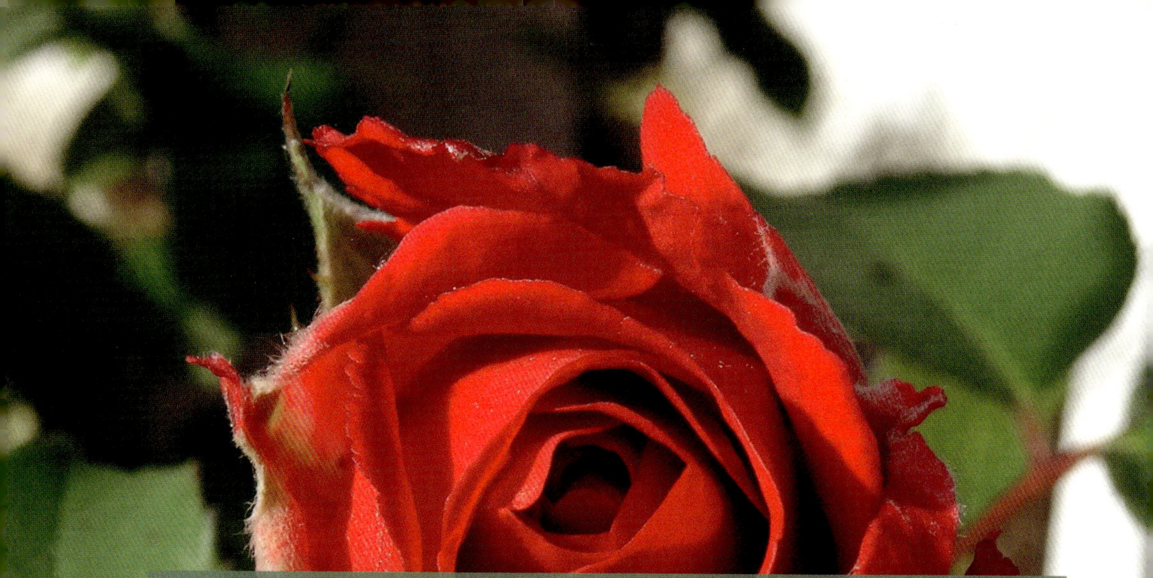

## ROSE *(Rosa)*

***Blüte***

**Blume der Götter und der Liebe**

**DUFT:** lieblich, blumiger Duft

**WIRKUNG:** harmonisierend, entspannend, antidepressiv, erotisierend, Angst mildernd, schmerzlindernd, für alle Belange rund um die Liebe, fördert Mitgefühl und Selbsterkenntnis, schafft eine sanfte und friedvolle Raumatmosphäre

**SAMMELHINWEISE:** Alle duftenden, ungespritzten Gartenrosen können verwendet werden. Ein besonders intensives Aroma hat die Apfelrose *(Rosa villosa)* und die Damaszenerrose *(Rosa damascena)*. Die Blütenblätter sollten rasch und schonend bei unter 40 Grad getrocknet werden, um die flüchtigen ätherischen Öle zu erhalten.

**BESONDERHEITEN:** Kaum eine andere Pflanze wird wegen ihres Duftes, ihrer Schönheit und ihrer sanften, vielseitigen Wirkung mehr verehrt als die Rose. Faszinierenderweise sind ihre Blütenblätter, was die Duftmoleküle betrifft, sehr unterschiedlich aufgebaut: Während die äußeren Blätter mit Wohlgeruch vor allem Farnesol, Citronellol, Linalool und Geraniol enthalten, um bestäubende Insekten anzulocken, geben die inneren Blütenblätter leicht sedierende Stoffe ab, die die Besucher länger verweilen lassen. Auf den Menschen wirkt Rosenduft im positiven Sinn entspannend – sowohl auf die Herzfrequenz als auch auf das parasympathische Nervensystem.

## ROSMARIN *(Rosmarinus officinalis)*
***Kraut***

### Hochzeitsblume und Totenkraut

**DUFT:** intensiv-aromatisch, würzig bis leicht harzig, balsamisch
**WIRKUNG:** anregend, gibt Kraft, unterstützt bei Erschöpfungszuständen, reinigend und desinfizierend, bei Erkältungskrankheiten, konzentrationsfördernd, unterstützt bei Trauer und Abschieden, für alle herausfordernden Zeiten, Schutzpflanze
**STANDORT UND PFLEGE:** Da Rosmarin leider nicht winterhart ist, muss er in unseren Breiten die kalte Jahreszeit in einem frostfreien Raum überdauern. Im Sommer freut er sich über einen sonnigen, trockenen Platz im Garten. Im Topf kultiviert sollte man das Substrat mit einem Drittel Sand mischen, da Rosmarin Staunässe schlecht verträgt.
**BESONDERHEITEN:** In der Antike war Rosmarin eine der beliebtesten Gartenpflanzen und galt in vielen Kulturen schon immer als wichtiges Räucherkraut – eine ganz besondere „Weihrauchpflanze". Schüler im antiken Griechenland sollen zur Steigerung der Konzentration bei Prüfungen Rosmarinkränze getragen haben. Neuzeitliche Forschungsergebnisse deuten ebenso auf eine gedächtnisfördernde Wirkung des aromatischen Krautes hin. So fanden unter anderem Forscher der britischen Universität Northumbria heraus, dass der Geruch von Rosmarin das sogenannte „prospektive Gedächtnis" verbessert. Hier geht es darum, in der Zukunft liegende Aufgaben besser planen zu können. Der Duft soll die Konzentration wie auch die Genauigkeit steigern und dürfte auch in Bezug auf Alzheimer und Demenz zumindest positiv unterstützend wirken.

### ELISABETH

Ich bin kein Morgenmensch, habe mit niedrigem Blutdruck zu kämpfen und es braucht einige Zeit, bis ich richtig wach werde. Damit ich schon morgens am Computer konzentriert arbeiten kann, lege ich mir einige Nadeln Rosmarin aufs Stövchen. Er erfrischt mich, aktiviert meinen Kreislauf, stärkt das Gedächtnis und bringt mich ins Tun.

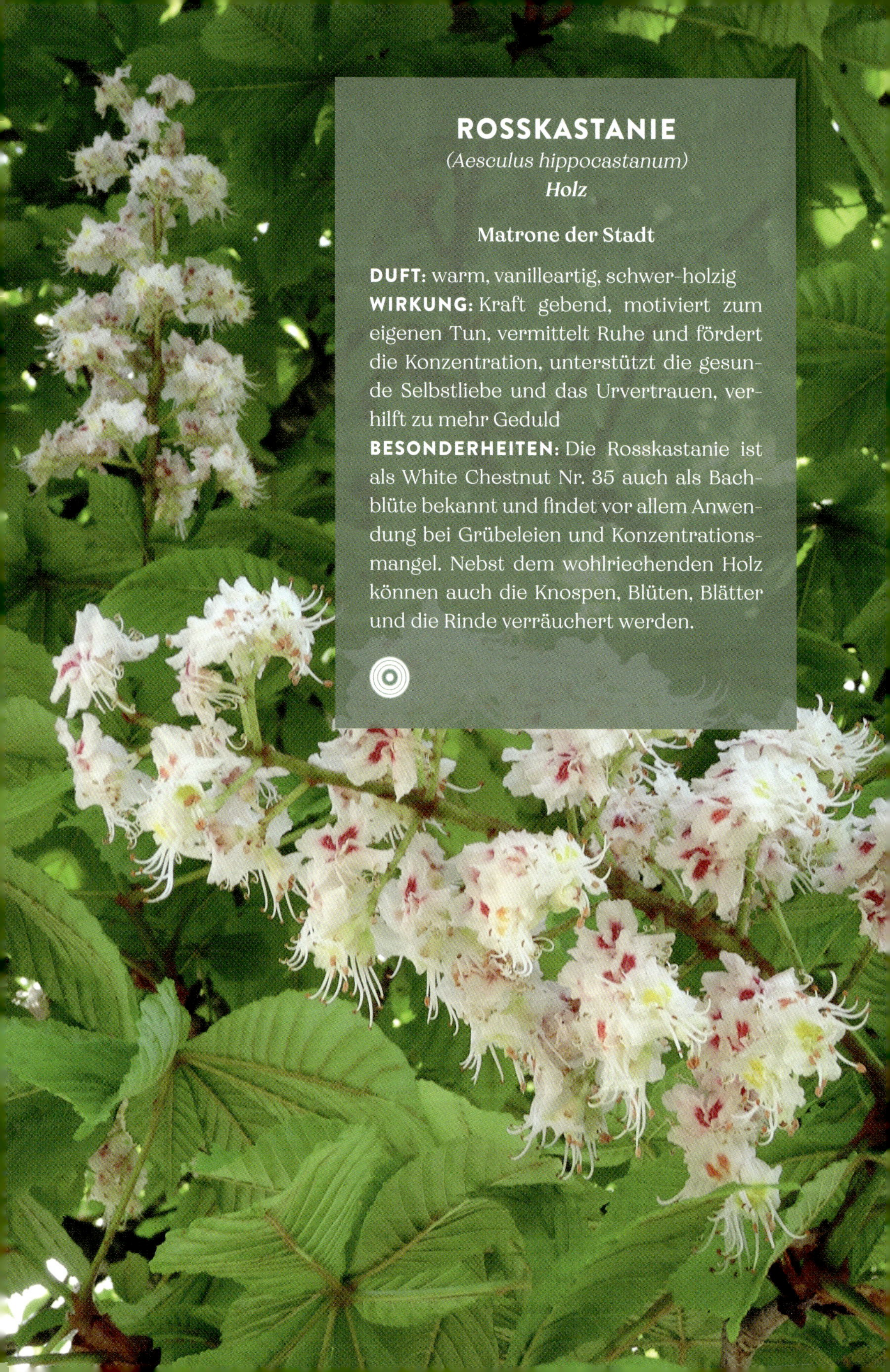

## ROSSKASTANIE

*(Aesculus hippocastanum)*
***Holz***

**Matrone der Stadt**

**DUFT:** warm, vanilleartig, schwer-holzig
**WIRKUNG:** Kraft gebend, motiviert zum eigenen Tun, vermittelt Ruhe und fördert die Konzentration, unterstützt die gesunde Selbstliebe und das Urvertrauen, verhilft zu mehr Geduld
**BESONDERHEITEN:** Die Rosskastanie ist als White Chestnut Nr. 35 auch als Bachblüte bekannt und findet vor allem Anwendung bei Grübeleien und Konzentrationsmangel. Nebst dem wohlriechenden Holz können auch die Knospen, Blüten, Blätter und die Rinde verräuchert werden.

## SALBEI *(Salvia officinalis)*

***Kraut***

### Heilung ist ihr Name

**DUFT:** aromatisch krautig, herb

**WIRKUNG:** starke Reinigungspflanze, desinfizierend, klärend, stärkt die Konzentration, unterstützt klares und rationales Denken, neutralisiert schlechte Gerüche, unterstützt bei Erkältungskrankheiten, Schutzpflanze

**SAMMELHINWEISE:** Beim Salbei ist der Wirkstoffgehalt an ätherischen Ölen in den Blättern vor der Blüte am größten.

**STANDORT UND PFLEGE:** Im Garten bevorzugt der pflegeleichte Salbei einen sonnigen Platz und ist vor allem für Hummeln und Wildbienen sehr interessant. Am Balkon mag es der Salbei ebenso warm und wächst sehr gut in Kräutererde, die mit Kompost und Bio-Dünger angereichert ist.

**BESONDERHEITEN:** Beim Räuchern breitet sich der Duft des Salbeis bereits bei niedriger Temperatur wunderbar im Raum aus. Er riecht aber auch über der Kerzenflamme noch angenehm und ist deshalb auch für das Räuchern auf der Kohle oder als Zutat von gebundenen Räucherstäben sehr beliebt. Letzteres auch, weil er nach dem Entzünden noch länger nachglimmt.

Neben dem klassischen Echten oder Garten-Salbei gibt es noch viele weitere Sorten. Mit ähnlicher Wirkung lässt sich hier eine ganze Duftwelt entdecken.

### SABINE

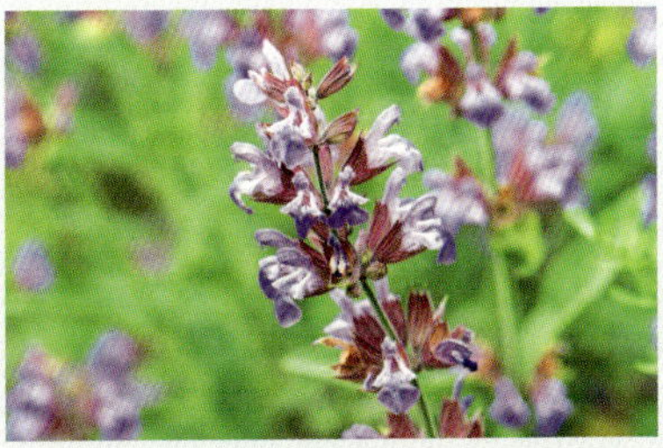

Neben dem klassischen Räuchern mit Salbeiblättern finde ich auch die Salbeiblüte sehr interessant. Ihr Duft ist blumiger und erinnert mich sehr stark an Kräuterzuckerl. Hier braucht es etwas Geduld, bis man das besondere Aroma im ganzen Raum wahrnehmen kann.

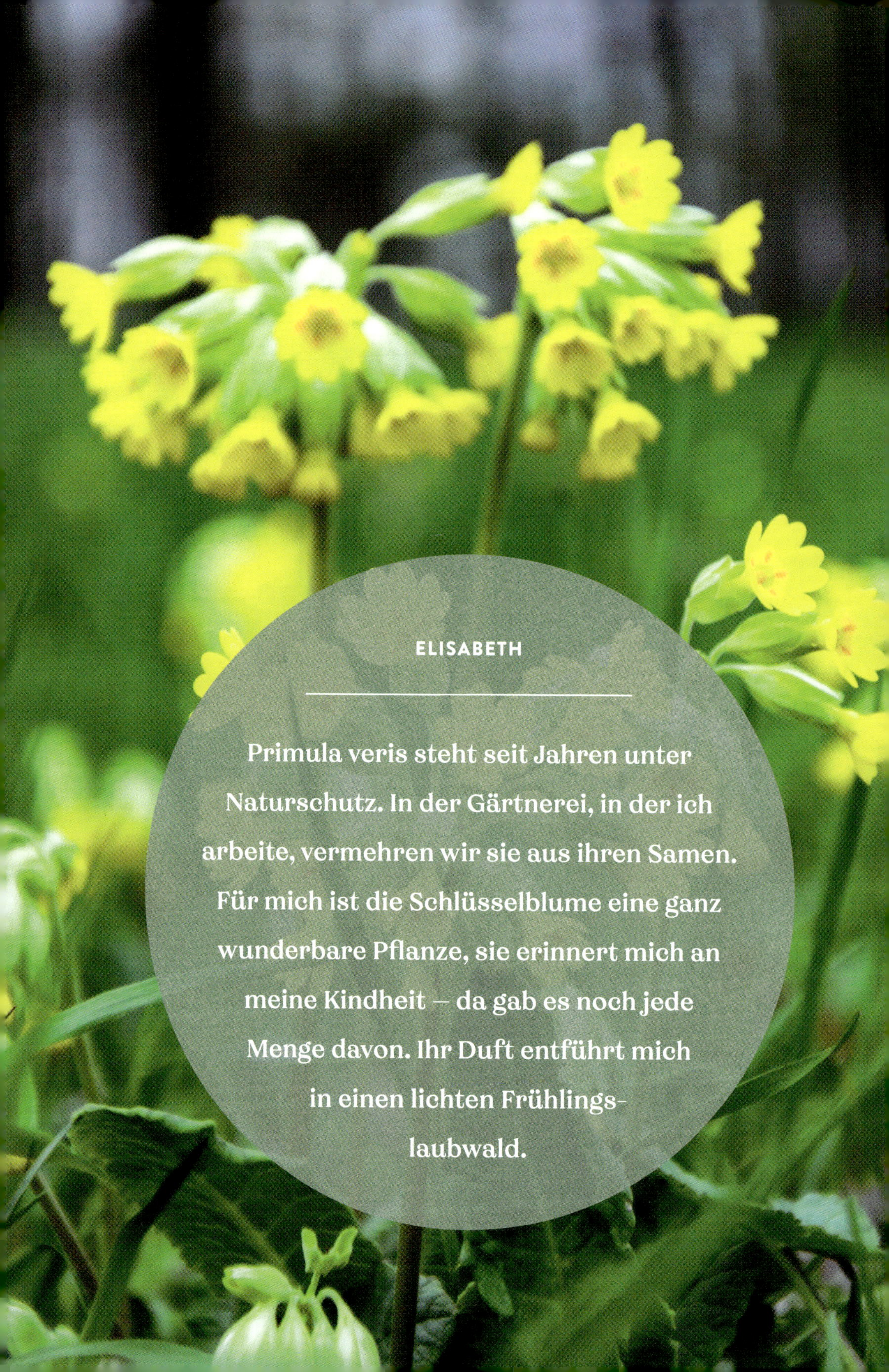

ELISABETH

Primula veris steht seit Jahren unter Naturschutz. In der Gärtnerei, in der ich arbeite, vermehren wir sie aus ihren Samen. Für mich ist die Schlüsselblume eine ganz wunderbare Pflanze, sie erinnert mich an meine Kindheit – da gab es noch jede Menge davon. Ihr Duft entführt mich in einen lichten Frühlingslaubwald.

## SCHLÜSSELBLUME *(Primula veris)*

***Blüte***

### Bringt den Frühling ins Herz

**DUFT:** süßlich, nach Honig duftend
**WIRKUNG:** entspannend, fördert das Vertrauen in sich selbst, stimmungsaufhellend, weckt kindliche Freude, Schutzpflanze
**STANDORT UND PFLEGE:** Die Schlüsselblume liebt kalkhaltige, humose und halbtrockene Standorte im Garten. Sehr gut lässt sie sich auch unter Obstbäumen ansiedeln. Die Echte Schlüsselblume *(Primula veris)* steht unter Naturschutz und sollte daher nur aus Gärtnereien bezogen werden.
**BESONDERHEITEN:** Laut Volksglauben wurden mancherorts am Palmsonntag geweihte Blüten der „Himmelsschlüssel" verräuchert, um unter anderem vor Fieber und Zahnweh zu schützen.
Die Duftintensität der Schlüsselblume kann je nach Art, Standort und Erntezeitpunkt sehr variieren.

## SONNENBLUME *(Helianthus annuus)*

***Blüte***

### Sonnenfreundschaft

**DUFT:** süßlich-blumig, krautig
**WIRKUNG:** Schutzpflanze, erhellend und lichtbringend, Kraft gebend, erbauend, bringt Verständnis für andere und einen selbst, stimmt fröhlich und öffnet das Herz
**BESONDERHEITEN:** Während des Wachstums richtet sich die junge Sonnenblume nach dem Sonnenstand. Dies geschieht, indem tagsüber nur eine Seite des Stängels wächst und nachts die andere. Morgens startet die Sonnenblume wieder im Osten. Ausgewachsene Sonnenblumen verharren mit der Blüte gegen Osten – welch herrlicher Anblick, vor einem solch strahlenden Feld zu stehen. Die Inka sollen die Sonnenblume als Abbild ihres Gottes verehrt haben.

## TULPE *(Tulipa)*

***Blüte***

### Frühlingsbotin

**DUFT:** fein, zart und doch raumfüllend, süß-blumig
**WIRKUNG:** Selbstwertgefühl stärkend, aufrichtend, herzöffnend, unterstützt die Lebensfreude, wirkt versöhnlich und ausgleichend
**STANDORT UND PFLEGE:** Während man die Zwiebeln der Gartentulpen alljährlich im Herbst in den Boden bringt und nach der Blüte wieder entfernt, können Wildtulpen jahrelang am selben Standort stehen. Die kleinen duftenden Schönheiten vermehren sich über Brutzwiebeln und Samen. Tulpen benötigen im Frühjahr viel Feuchtigkeit und im Sommer eine heiße, trockene Lage mit nährstoffreichem Boden.
**BESONDERHEITEN:** In der „Blumensprache" steht die Tulpe für Liebe und Zuneigung.
Das ätherische Öl der Tulpe spielt in der Parfümindustrie eine Rolle.

## WALNUSSBAUM *(Juglans regia)*

***Zweige und Holz mitsamt der Rinde***

### Speise der Götter

**DUFT:** holzig-balsamisch, leicht parfümartig, süßlich
**WIRKUNG:** klärend, reinigend, unterstützend bei Entscheidungsschwierigkeiten, hilft Grenzen zu setzen, fördert Geduld und Ausdauer, stärkt die Selbstachtung
**BESONDERHEITEN:** Die Walnuss ist keine mitteleuropäische Baumart, breitet sich als Neophyt aber mittlerweile auch außerhalb der Gärten aus. Die Frucht selbst hat auf dem Stövchen im Gegensatz zu dem außergewöhnlichen Aroma des Holzes keinen bis kaum Duft.
Die Walnuss hält sich mit biochemischen Hemmstoffen und schwer verrottbarem Laub von unliebsamen Pflanzenkonkurrenten frei. Diese Eigenschaft kann im Sinne der Signaturenlehre auch auf ihre feinstoffliche Wirkung übertragen werden – als Schafferin von Freiraum.
Das Räuchern von Walnusslaub soll eine leicht betäubende Wirkung haben, beim Holz scheint nichts Derartiges bekannt zu sein.

## WEINRAUTE *(Ruta graveolens)*

***Samenkapseln***

### Zauberin des Gartens

**DUFT:** intensiv-würzig, herb-krautig, leicht süßlich, etwas nach Kokosnuss
**WIRKUNG:** Schutz- und Reinigungspflanze, magisches Kraut für Meditation und Rituale, ausgleichend und auch aktivierend, Kraft gebend, konzentrationsfördernd und klärend, insektenabwehrend
**STANDORT UND PFLEGE:** Die mehrjährige Weinraute kann sehr leicht im eigenen Garten oder auch im Topf gezogen werden. Sie bevorzugt ein sandig-steiniges Lehmsubstrat und einen sonnigen, trockenen Standort. Im ersten Jahr ist ein Winterschutz empfehlenswert.
**BESONDERHEITEN:** Neben den aromatischen Samenkapseln können auch die getrockneten Blätter und Blüten verräuchert werden. Der Duft hält sich sehr lange auf dem Stövchen und ist auch im Raum gut präsent. Das Aroma der Weinraute findet mit seiner speziellen Note auch in der Parfümindustrie Verwendung. In der Lebensmitteltechnologie ahmt man damit den Geschmack von Kokosnuss nach. Von alters her galt die Weinraute – so wie viele intensiv duftende Kräuter – als Apotropaikum (vor Unheil schützendes Mittel) gegen Geister und den Teufel.
In der Schwangerschaft soll auf das Räuchern von Weinraute sicherheitshalber verzichtet werden, da der Duft möglicherweise Wehen auslösen kann.

### ELISABETH

---

Die Weinraute wächst seit 10 Jahren in meinem Garten und ist inzwischen schon ein stattlicher Kleinstrauch geworden. Hildegard von Bingen schätzte sie wegen ihrer starken Grünkraft sehr – Viriditas. Ich bin jedes Mal glücklich, wenn sie im Frühling wieder antreibt. Sie ist für mich eine große magische Schutzpflanze. Deshalb hat es mich gedrängt, sie hier vorzustellen und ihr Raum und Aufmerksamkeit zu geben.

## WERMUT *(Artemisia absinthium)*

***Blühendes Kraut***

**Heilbitter**

**DUFT:** stark aromatisch, krautig, leicht zitronig

**WIRKUNG:** bei Erschöpfung, Kraft gebend, stärkt das Selbstvertrauen, keimtötend, euphorisierend und leicht bewusstseinserweiternd, Begleiter für Meditation und Innenschau, Schutz- und Schamanenpflanze

**SAMMELHINWEISE:** Für Räuchergut wird Wermut während der Blüte Anfang Juli bis Ende September gesammelt.

**STANDORT UND PFLEGE:** Der Wermut bevorzugt einen Einzelstandort im Garten. Er verträgt als unmittelbaren Nachbarn nur die Schwarze Johannisbeere.

**BESONDERHEITEN:** Das der Göttin Artemis geweihte „Wiegenkraut" wurde den kleinen Kindern ins Bett gelegt, um sie vor Zauberei zu schützen. In der Signaturenlehre wird der eng verwandte Beifuß von der Qualität dem Weiblichen zugeordnet, der Wermut ist in der Wahrnehmung „männlich".

Wegen seiner keimtötenden Wirkung wurde Wermut in Pestzeiten gerne gemeinsam mit Wacholder verräuchert.

### SABINE

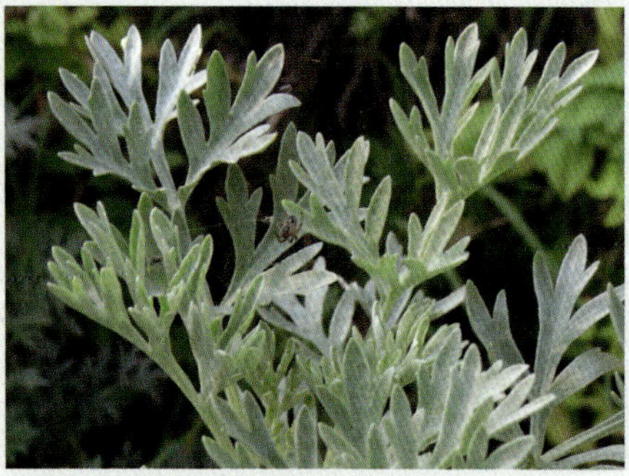

In meinem Garten steht ein imposanter Wermut – er ist das „Kind" einer Staude aus Omas Kräutergarten. Nicht nur innerhalb der Familie lieben wir es, Pflanzen zu tauschen, Stecklinge, Ausläufer oder Samen mitzunehmen. Auch in Elisabeths Garten bin ich schon oft auf „Pflanzenraubzug" gegangen.

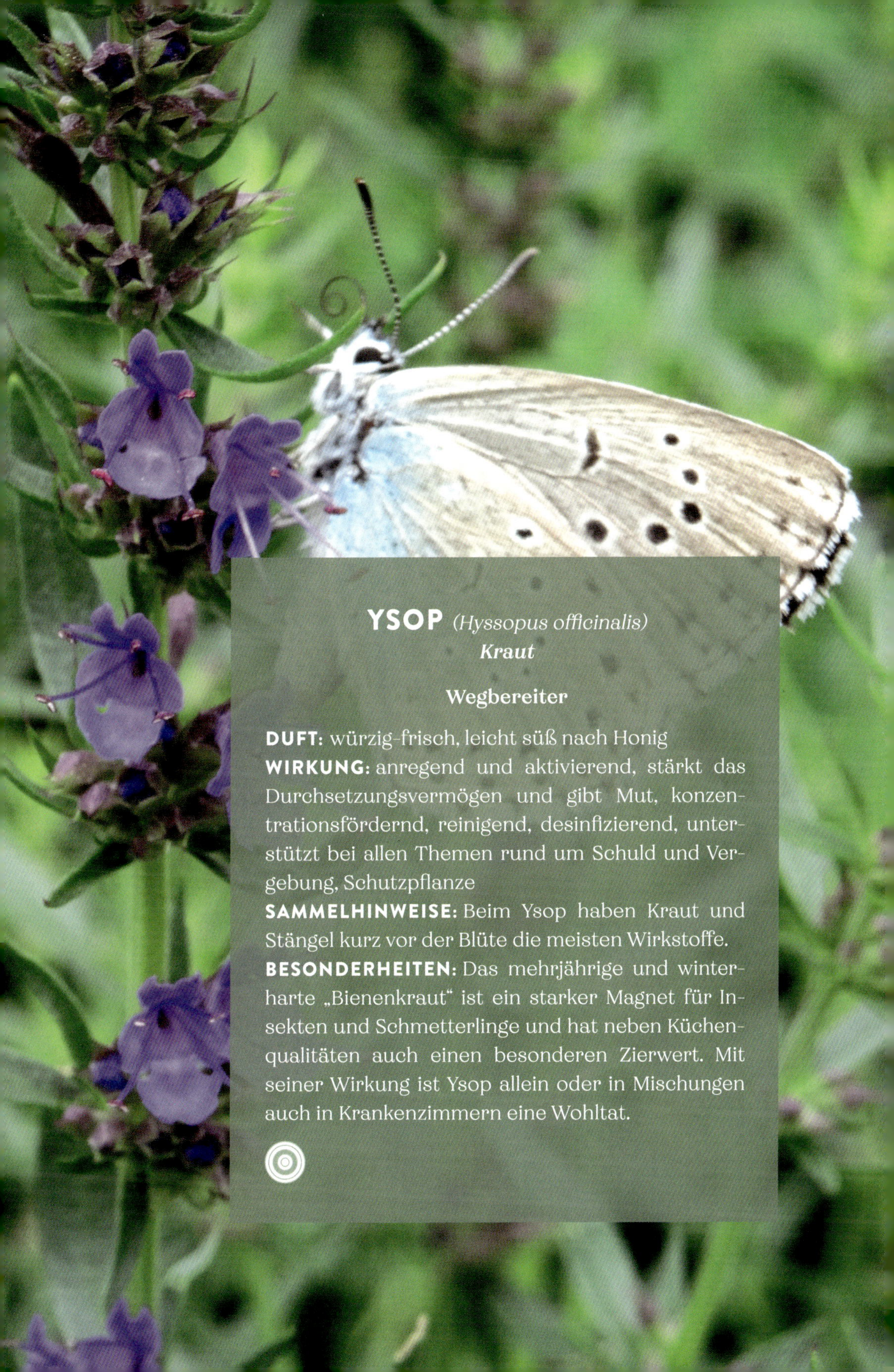

## YSOP *(Hyssopus officinalis)*

***Kraut***

**Wegbereiter**

**DUFT:** würzig-frisch, leicht süß nach Honig
**WIRKUNG:** anregend und aktivierend, stärkt das Durchsetzungsvermögen und gibt Mut, konzentrationsfördernd, reinigend, desinfizierend, unterstützt bei allen Themen rund um Schuld und Vergebung, Schutzpflanze
**SAMMELHINWEISE:** Beim Ysop haben Kraut und Stängel kurz vor der Blüte die meisten Wirkstoffe.
**BESONDERHEITEN:** Das mehrjährige und winterharte „Bienenkraut“ ist ein starker Magnet für Insekten und Schmetterlinge und hat neben Küchenqualitäten auch einen besonderen Zierwert. Mit seiner Wirkung ist Ysop allein oder in Mischungen auch in Krankenzimmern eine Wohltat.

## ZITRONENMELISSE *(Melissa officinalis)*

***Kraut***

**Hochgeschätztes „Nervenkräutl"**

**DUFT:** zitronig, frisch-krautig

**WIRKUNG:** beruhigend, schenkt Gelassenheit und Wohlgefühl, hilft bei Spannungszuständen und Stress, unterstützt bei Liebeskummer, hilft ängstlichen Menschen, wieder mehr ins Vertrauen zu kommen, segnend

**SAMMELHINWEISE:** Das Kraut wird vor Blühbeginn in der Mittagszeit gesammelt und getrocknet.

**STANDORT UND PFLEGE:** Einmal im Garten angepflanzt, sät sich die mehrjährige winterharte Zitronenmelisse auch alleine aus und sorgt für Kräuternachschub. Am Balkon bevorzugt sie nährstoffreiche, nicht zu trockene Erde.

**BESONDERHEITEN:** Griechisch *mélissa* bedeutet so viel wie „Honigbiene". Auch im Deutschen gibt es für die Zitronenmelisse die Bezeichnungen Bienenfang oder Imkerkraut, zählt sie doch zu den wichtigen Bienentrachtpflanzen. Mit besonders viel Nektar und Pollen wird sie von den fleißigen Insekten gerne angeflogen.
Der Duft auf dem Stövchen hält nicht sehr lange an, ist aber wohlriechend, sehr zart und in näherer Umgebung gut wahrnehmbar. Werden die Blätter zu warm verräuchert, riechen sie schnell verbrannt.

## ZITRONENVERBENE *(Aloysia citrodora)*

***Kraut***

### Summer feeling

**DUFT:** intensiver, frischer, zitronenartiger Duft

**WIRKUNG:** anregend, nervenstärkend, harmonisierend, Kreativität fördernd, erfrischend, Konzentration fördernd, stimmungsaufhellend, vermittelt Leichtigkeit

**STANDORT UND PFLEGE:** Die auch Zitronenstrauch genannte Pflanze ist nur bedingt winterhart und sollte ab 5 °C ins frostfreie Winterquartier übersiedelt werden. So gesehen ist es am günstigsten, sie als Kübelpflanze an einem sonnigen Standort auf dem Balkon oder der Terrasse den Sommer über zu kultivieren und im Winter ins Haus zu holen. Die Zitronenverbene braucht lockere, durchlässige Erde mit regelmäßiger Nährstoffversorgung während der Wachstumsphase. Im Winter lässt sie als Halbstrauch ihre Blätter fallen und treibt erst im Frühling wieder aus.

**BESONDERHEITEN:** Die vielseitige Zitronenverbene ist nicht nur eine schöne Zier- und Duftpflanze und bei Insekten sehr beliebt, sie ergibt auch einen aromatischen Tee oder wird für Duftkissen verwendet.

### ELISABETH

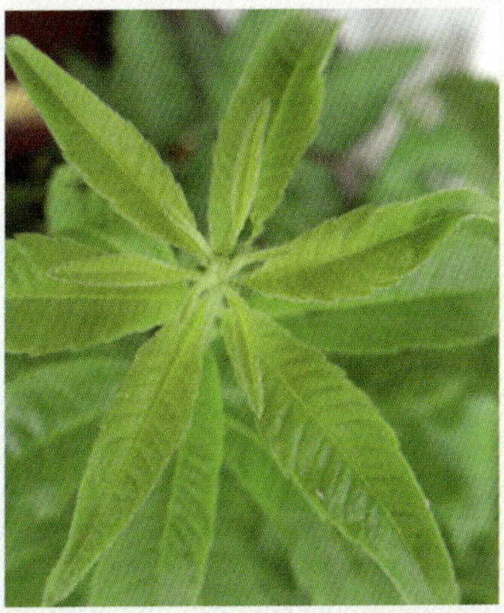

Bei mir sind die Töpfe mit Zitronenverbene im Sommer auf der südlichen Seite der Terrasse platziert. Ich streiche über die Blätter und schon duften meine Finger nach Zitrone. Einfach himmlisch! Verwendung findet sie bei mir für verschiedene Tees und „Zitronenwasser“. Dafür lege ich die frischen Blätter für einige Zeit in einen Krug mit Wasser. Ohne Zitronenverbene geht’s einfach nicht für mich!

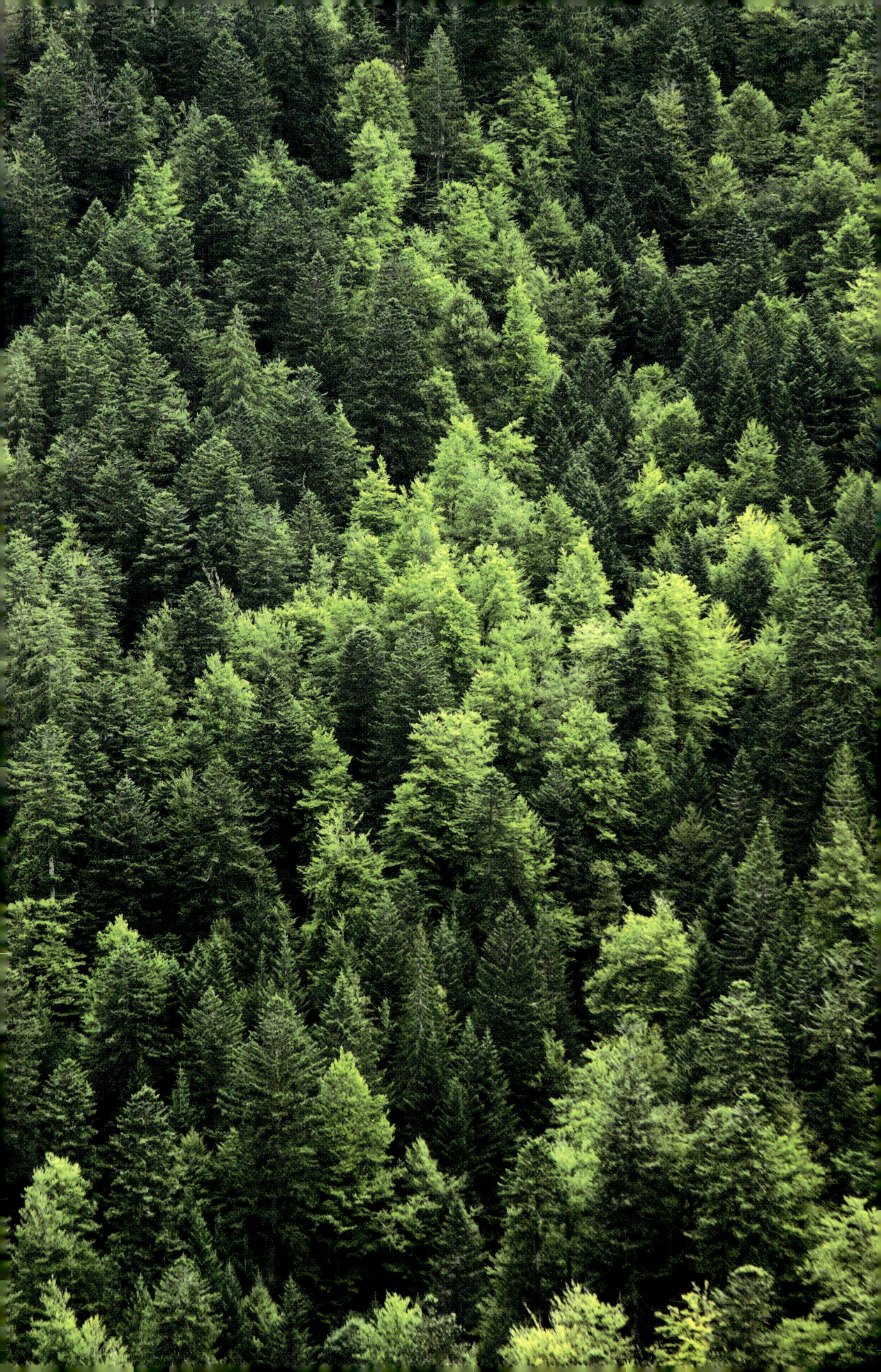

# WALD

VON BESENHEIDE
BIS ZUNDERSCHWAMM

## BESENHEIDE *(Calluna vulgaris)*

***Blühendes Kraut***

### Die Tröstende

**DUFT:** fein, lieblich-flüchtiger Duft, honigartige Note

**WIRKUNG:** beschützend, liebevoll, feine Schwingung, bei trübsinnigem Herzen und nach Trennungen, wandelt Dunkles in Helles, wandelt Traurigkeit in Zuversicht

**BESONDERHEITEN:** Mit Heidekrautbesen wurden früher böse Wünsche und schlechte Stimmung aus dem Haus gekehrt. Im Herbst wird das Heidekraut, wie die Besenheide auch heißt, in vielen Geschäften angeboten, für Blumenrabatten oder als Grabschmuck ist sie ein pflegeleichter Farbgeber. Je nach Züchtung riechen auch die Blüten der gekauften Pflanzen auf dem Stövchen mehr oder weniger zart blumig. Umgangssprachlich bezeichnet man die Besenheide oft auch als Erika – damit ist aber eigentlich die sehr ähnliche Schneeheide gemeint.

## BIRKE *(Betula pendula)*

***Rinde***

### Lichterglanz

**DUFT:** süßlich-holzig, wie ein sonniger Herbstwald

**WIRKUNG:** lichtvoll, fördert Beweglichkeit und Flexibilität, segnend, tröstlich umarmend, für alle Neubeginne, weckt Energie und fördert die Kreativität, reinigend

**SAMMELHINWEISE:** Die Rinde kann ganzjährig, vorzugsweise bei zunehmendem Mond gesammelt werden. Lichtmess (2. Februar) ist nach der keltischen Tradition ein günstiger Tag. Zu Ehren der Göttin Brigid wurde in der Nacht von 1. auf 2. Februar bzw. zum 2. Vollmond nach der Wintersonnwende das Fest Imbolc begangen. Brigid wurde stets mit der Wiederkehr des Lichts und der Birke in Verbindung gebracht.

**BESONDERHEITEN:** Am besten riecht die Rinde, wenn man sie mit der weißen Seite nach unten auf das Stövchensieb legt. Die Blätter und das Holz der Birke können ebenso verräuchert werden, riechen ähnlich nasenschmeichelnd wie die Rinde. Achtung – die Rinde ist sehr leicht entzündlich!

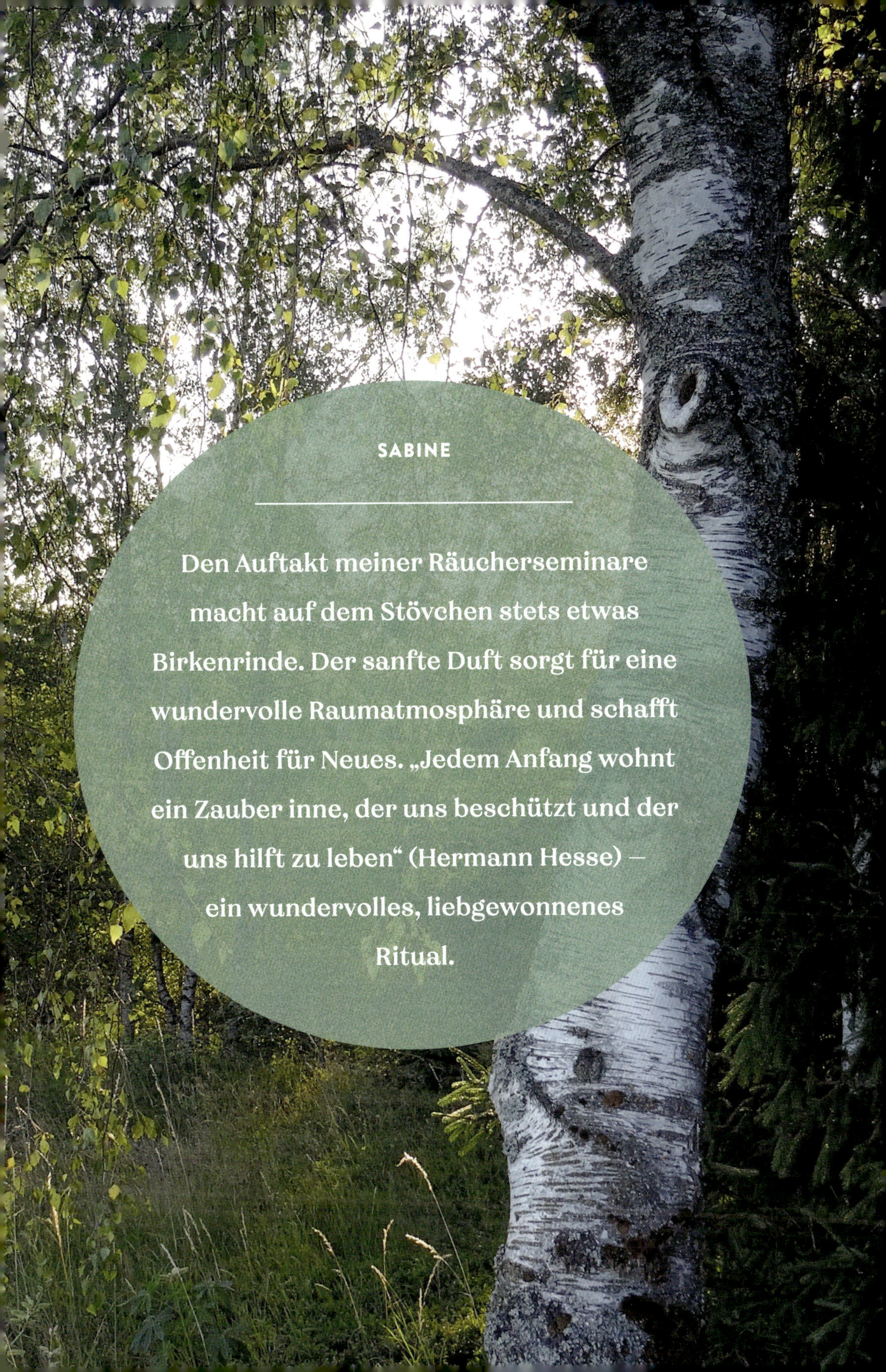

**SABINE**

Den Auftakt meiner Räucherseminare macht auf dem Stövchen stets etwas Birkenrinde. Der sanfte Duft sorgt für eine wundervolle Raumatmosphäre und schafft Offenheit für Neues. „Jedem Anfang wohnt ein Zauber inne, der uns beschützt und der uns hilft zu leben“ (Hermann Hesse) – ein wundervolles, liebgewonnenes Ritual.

## AUF DER LICHTUNG

Sommermittag auf dem Hochwald brütet,
Aber auf der Lichtung treu behütet
Vom Geflechte dunkler Brombeerranken,
Wachen auf des Waldes Lichtgedanken.
Falter sind es, die so farbenprächtig,
Auf der Lichtung, sonnig halb und nächtig,
Diese Brombeerblüten still umbeben,
Purpurdisteln geistergleich umschweben.
Sagt mir an, ihr stillen Geisterfalter
Auf der Lichtung: Wie viel Zeitenalter
Ihr im Banne laget bei den Toten,
Eh ihr wurdet solche Wunderboten?

CHRISTIAN WAGNER (1835–1918)

## **BLAUBEERE** *(Vaccinium myrtillus)*

***Beere***

### Waldglück in Blauschwarz

**DUFT:** fruchtig, erinnert an frischen Blaubeerstrudel
**WIRKUNG:** anregend, zum Wohlfühlen, schenkt Klarheit, fördert Visionen, Schutzpflanze
**BESONDERHEITEN:** Der Duft der Schwarz-, Blau- oder Heidelbeere entfaltet sich erst bei höheren Temperaturen und braucht etwas Zeit, um sich im Raum zu entwickeln. Das Blaubeerkraut duftet auf dem Stövchen viel weniger intensiv, aber doch angenehm – zuerst leicht zitronig, dann zunehmend holzig.

## **BROMBEERE** *(Rubus sect. Rubus)*

***Blüte***

### Stille Hüterin

**DUFT:** frisch, blumig-holzig
**WIRKUNG:** fördert Gelassenheit, entspannend, ausgleichend, gegen Stress und Unruhe, stärkend, Schutzpflanze, hilft beim Loslassen, vermittelt Klarheit, angstlösend
**BESONDERHEITEN:** Die Silbe „brom-" kommt aus dem Althochdeutschen und bedeutet so viel wie Dornbusch oder Dornstrauch. Rein biologisch hat die Brombeere allerdings keine Dornen, sondern Stacheln. Ihre stachelige Wehrhaftigkeit macht sie zu einer alten Schutzpflanze, der man nachsagt, gegen Verhexung und Dämonen zu wirken. Die Blätter (die man auch als Tee kennt) duften auf dem Stövchen krautig, holzig und etwas nach Grünem Tee. Frisch können sie als umweltfreundliche Unterlage zum Verräuchern von Harzen Verwendung finden. Auch die Früchte können zum Räuchern verwendet werden. Sie zaubern zwischen fruchtig und holzig eine schöne Raumatmosphäre.

## **EBERESCHE** *(Sorbus aucuparia)*

***Holz mit Rinde***

### Liebliche Zuflucht

**DUFT:** holzig, bei längerer Verweildauer süßlich, etwas nach Vanille, angenehm warme Duftnote

**WIRKUNG:** stärkend, entspannend, segnend, fördert die Intuition und Hellsicht, schafft eine klare und friedliche Raumatmosphäre, Schutzpflanze

**SAMMELHINWEISE:** Das Holz der Vogelbeere, wie die Eberesche auch heißt, schneidet und trocknet man im Winter, aber auch Totholz eignet sich sehr gut zum Räuchern.

**BESONDERHEITEN:** Die Eberesche ist eine wichtige Futterpflanze für sehr viele Tiere. Wer sie im eigenen Garten ansiedelt, gewinnt einen segnenden Hausbaum und leistet einen wertvollen ökologischen Beitrag. Den Germanen galt die Eberesche als heilig, sie war dem Gott Thor geweiht.

Beim Räuchern braucht man beim Ebereschenholz etwas Geduld, wird dann aber mit einem einzigartigen Aroma verwöhnt. Die Beeren und Blätter können ebenso verräuchert werden.

### ELISABETH

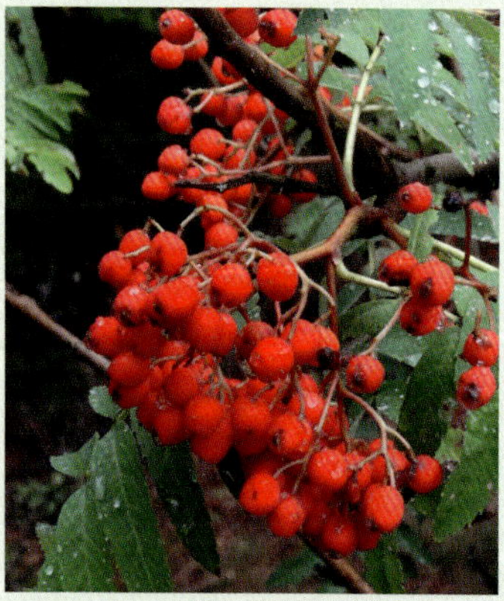

Die Eberesche präsentierte sich beim ersten Dufträuchern als angenehm holzig. Während des „Testlaufs“ auf dem Stövchen wurde ich von meinen Kindern unterbrochen und ich vergaß, die Kerze zu löschen (was nicht passieren sollte). Als ich nach ca. 10 Minuten zurückkam, roch das Ebereschenholz herrlich nach Vanille. Hölzer und Wurzeln brauchen Zeit, bis sie auf dem Stövchen ihr gesamtes Aroma entfalten. Im Nachhinein war ich meinen Kindern für diese Entdeckung sehr dankbar.

## EICHE *(Quercus robur)*

***Junge Blätter***

### Der Baum der Druiden

**DUFT:** honigartig, frisch, bei zu großer Hitze stechend
**WIRKUNG:** Kraft gebend, macht mutiger, konzentrationsstärkend, begünstigt rationales Denken, klärt den Verstand, alte, magische Schutzpflanze
**SAMMELHINWEISE:** Gesammelt werden die noch ganz jungen Blätter im zeitigen Frühjahr.
**BESONDERHEITEN:** Den Kelten wie auch den Germanen war die Eiche ein wichtiger und heiliger Baum und in viele Rituale eingebunden. Alle Teile der Eiche entwickeln einen sehr angenehmen Duft. Das Holz duftet am besten ohne Rinde und verträgt dann auch etwas höhere Temperaturen. Entweder entfernt man bei Zweigen die äußere Schicht oder man kann von etwaigen Brennholzscheiten abstehende Holzfasern abbrechen.

## ESCHE *(Fraxinus excelsior)*

***Holz mit Rinde***

### Ein Lichtbaum, der seine Blätter immer der Sonne zuwendet

**DUFT:** holzig-warm, herb-parfümartig
**WIRKUNG:** ausgleichend bei Disharmonie, kräftigend, bringt Mut für Entscheidungen und fördert den Optimismus, gilt als Wegbereiter für spirituelle Entwicklung, unterstützt zielstrebiges Handeln ebenso wie Innenschau und Meditation, Schutzpflanze
**BESONDERHEITEN:** Die Samen der Esche galten bei den Kelten als Räuchermittel für Regenzauber. Auf dem Stövchen riechen sie, vor allem bei höheren Temperaturen, allerdings eher unangenehm nach Ammoniak. Das Holz der Esche duftet am besten mit Rinde und Knospen. Aber auch Eschenlaub riecht auf dem Stövchen angenehm süßkrautig.

## FAULBAUM *(Frangula alnus)*

***Holz mit Rinde***

### Die Geheimnisvolle

**DUFT:** holzig, frisch-krautig

**WIRKUNG:** beruhigend, entspannend, unterstützt bei Innenschau und Meditation, fokussierend, zentrierend, harmonisierend, Begleiter für feinstoffliches, magisches Arbeiten

**SAMMELHINWEISE:** Die Zweige werden vorzugsweise in der Winterzeit gesammelt. Erkennbar ist der strauchförmige Baum auch ohne Blätter und Früchte an seiner fleckigen Rinde. Im Wald findet man ihn vor allem als Bestandteil des Unterholzes oder an Wegrändern. Es lohnt sich, dem kleinwüchsigen Baum auch im eigenen Garten einen Platz zu schenken. Er ist neben anderen Kreuzdornarten die einzige Futterpflanze der Zitronenfalterraupen. Mit seiner Eigenschaft, sehr lange und auch noch spät im Jahr zu blühen, ist er außerdem eine wertvolle Nektarquelle für Insekten.

**BESONDERHEITEN:** Das Faulbaumholz mit seiner Rinde darf nicht zu warm verräuchert werden, da es sonst unangenehm grün-muffig-stechend zu riechen beginnt. Am Rand des Stövchens entwickelt sich hingegen bald ein raumfüllender, harmonischer Duft.

Der Faulbaum gilt als giftige Pflanze (in allen Teilen).

## FLIEGENPILZ *(Amanita muscaria)*

***Pilzkappe***

### Einladung ins Wunderland

**DUFT:** sehr angenehm pilzig

**WIRKUNG:** stimmt neugierig und heiter, unterstützt beim Lösen innerer Blockaden, Begleiter für Meditation und Innenschau, fördert die Hellsicht, bewusstseinserweiternd

Nicht bei labiler Gemütslage verräuchern!

**SAMMELHINWEISE:** Fliegenpilze wachsen in größerer Menge meist erst ab September – bevorzugt unter Fichten und Birken.

**BESONDERHEITEN:** Der Fliegenpilz wurde von Schamanen weltweit rituell zur Bewusstseinserweiterung verwendet – vor allem innerlich eingenommen.

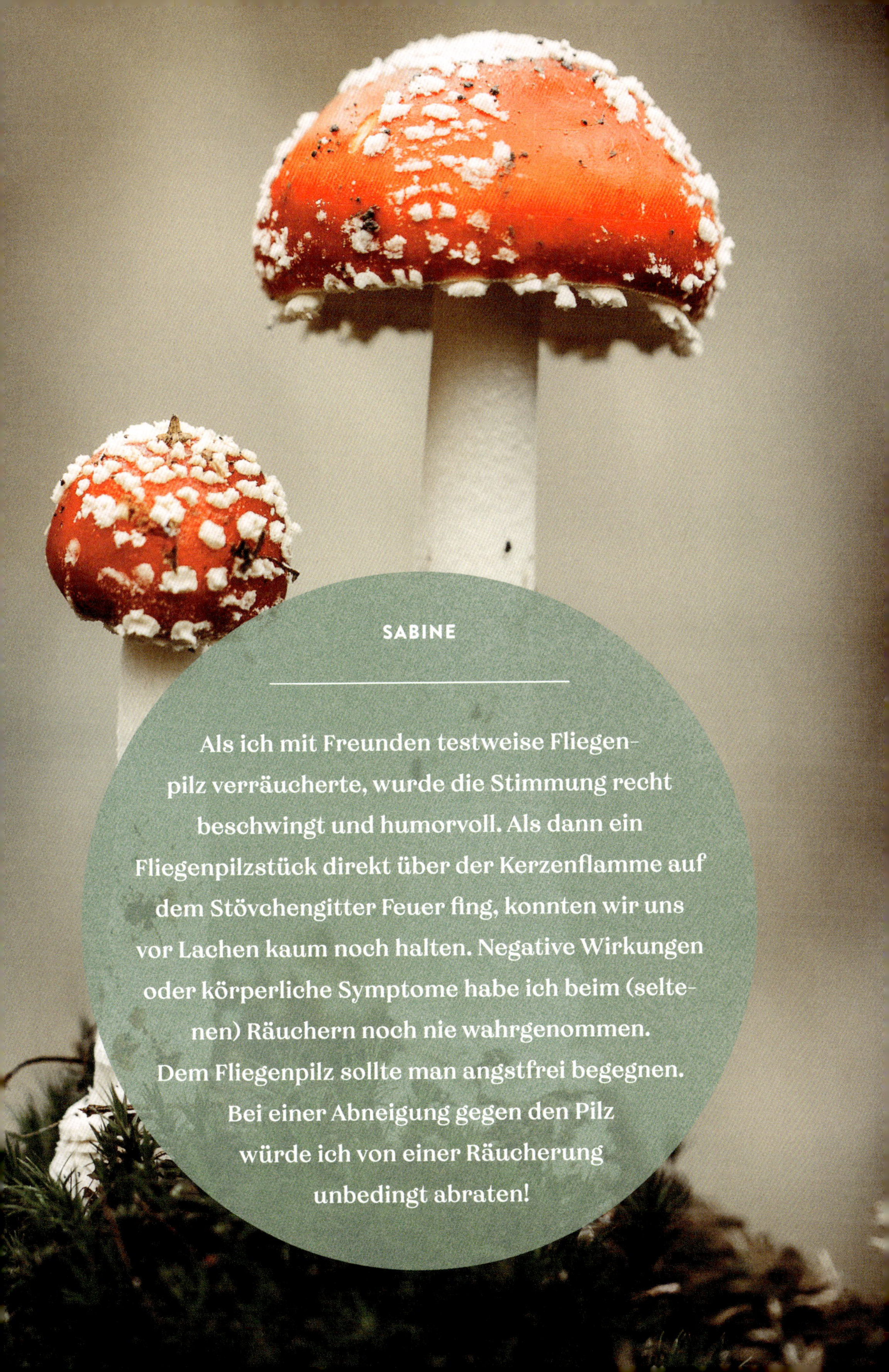

**SABINE**

Als ich mit Freunden testweise Fliegenpilz verräucherte, wurde die Stimmung recht beschwingt und humorvoll. Als dann ein Fliegenpilzstück direkt über der Kerzenflamme auf dem Stövchengitter Feuer fing, konnten wir uns vor Lachen kaum noch halten. Negative Wirkungen oder körperliche Symptome habe ich beim (seltenen) Räuchern noch nie wahrgenommen. Dem Fliegenpilz sollte man angstfrei begegnen. Bei einer Abneigung gegen den Pilz würde ich von einer Räucherung unbedingt abraten!

## FICHTE *(Picea abies)*

***Harz***

### Der Weihrauch des Waldes

**DUFT:** frischer, intensiver Waldduft, leicht zitronig
**WIRKUNG:** unterstützt bei Infekten der Atemwege, klärend, öffnend, konzentrationsfördernd, hat eine starke Reinigungskraft, keimtötend, hilft sanft und segnend, alte, seelische Wunden zu heilen, wandelt Melancholie in Freude, schenkt mütterliche Geborgenheit und Trost
**SAMMELHINWEISE:** Es sollte nur ganz trockenes, vollständig ausgehärtetes Harz gesammelt und verwendet werden. Das Harz kann das ganze Jahr über – achtsam, ohne den Baum erneut zu verletzen – per Hand von der Rinde gebrochen werden. Fichten wachsen natürlich vorkommend meist in Bergwäldern ab ca. 900 m Seehöhe und sind hier, in ihrer angestammten Umgebung, auch am heilkräftigsten. Die Farbe des Harzes kann von weiß-durchsichtig, bernsteinfarben bis trüb-grau variieren.
**BESONDERHEITEN:** Das Harz verflüssigt sich bereits bei sehr geringen Temperaturen (Sonnenlicht, Heizkörper ...), einhergehend mit einem sehr unangenehmen, jaucheartigen Duft. Daher sollte man nie versuchen, das Harz zu Hause zu trocknen – das erledigt die Natur selbst viel besser. Vom zerkleinerten Fichtenharz braucht man nur sehr kleine Mengen, um ein intensives Dufterlebnis zu erhalten. Fichtenreisig und -holz zaubern ebenso ein angenehmes Waldaroma in den Raum.

### SABINE

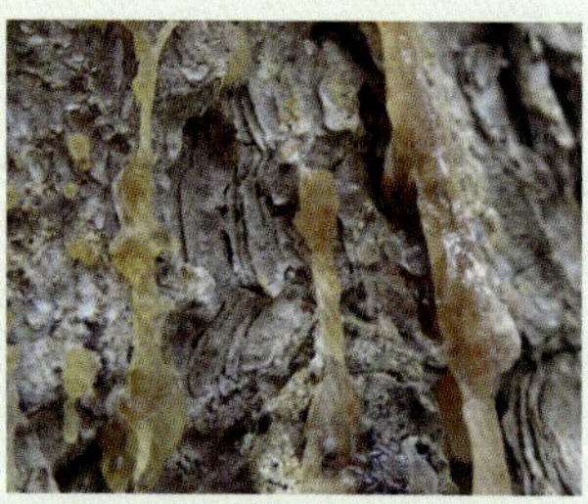

Zu Weihnachten steht im Wohnzimmer stets eine deckenhohe, buschige Fichte – mit Strohsternen und roten Kugeln geschmückt. Nach Möglichkeit hole ich den Baum selbst aus dem Wald und schleppe ihn in den ersten Stock. Ich liebe es, auf dem Sofa sitzend, vom harzigen Fichtenduft umgeben zu lesen und die Raunächte zu genießen.

## DIE FICHTE

Der Fichte nächtlich sanftes Tagbetragen
Belebt Geschickeswürde kühn im Wald.
Kein Zweiglein kann in ihrer Waltung zagen,
Die ganze Nacht gibt ihrem Atem Halt.

Es scheint ein Stern an jedem Ast zu hängen.
Des Himmels Steile wurde erst im Baum.
Wie unerklärt sich die Gestirne drängen!
Vor unserm Staunen wächst und grünt der Raum.

Ihr himmlisches Geheimnis bringt die Fichte
Den Blumen, unsern Augen fürstlich dar,
Ihr Sein erfüllte sich im Sternenlichte,
Sie weiß bei uns, dass Friede sie gebar.

Was soll der Weltenwind im Samtgeäste?
Die Fichte weicht zurück und spendet Rast.
Ein Baum, der alle Sterne an sich presste,
Bleibt groß und segnet uns als guter Gast.

**THEODOR DÄUBLER (1876–1934)**

## FRAUENHAARMOOS *(Polytrichum commune)*

***Moos***

**Sanftmut im Wesen**

**DUFT:** nach Wald, frisch-erdig, süßlich-warm
**WIRKUNG:** antimikrobielle Wirkung, öffnet die Sinne, vermittelt Geborgenheit, beruhigend, für Meditation und Innenschau, erdend, segnend
**BESONDERHEITEN:** Der ebenso bekannte Name Widertonmoos bezieht sich auf die Verwendung als Gegenzauberkraut – also „wider die Tat".

### ELISABETH

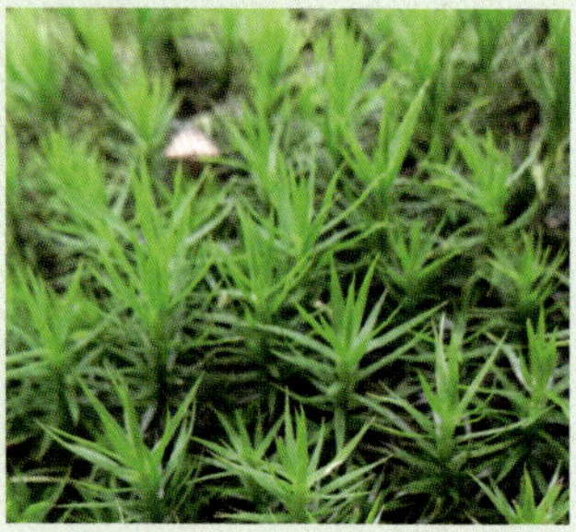

Ich gehe durch den feuchten Herbstnadelwald. Es ist ganz still, die letzten Regentropfen glitzern im Moos. Das Funkeln will ich mir genau ansehen. Am Boden umfängt mich ein erdig waldiger Duft. Ganz in der Obhut dieses Ortes bin ich präsent. „Sternenmoos" verzaubert. Auf dem Stövchen hole ich mir mit diesen Geschenken den Wald ins Haus.

## HASEL *(Corylus avellana)*

***Junge Blätter***

**„Frau Haselin", die fröhliche Weltenvermittlerin**

**DUFT:** warm-krautig, Herbstwald
**WIRKUNG:** stärkend, stimmt fröhlich, fördert die Intuition, für Meditation und Innenschau, fördert kreative Prozesse, bei Unruhe und depressiver Stimmung, sinnlich verführend, segnend, vermittelt Geborgenheit, Schutzpflanze

**BESONDERHEITEN:** Die Hasel ist ein Symbol für Lebens- und Liebesfruchtbarkeit, glückhafte Neubeginne und Wunscherfüllung. Sie hat wie der Holunder in Mitteleuropa eine lange kulturelle Tradition. Haselzweige waren häufig Teil von heidnischen wie auch christlichen Grabfunden.
Hasel, aber auch Erlen und die früh blühenden Salweiden (Palmkätzchen) zählen zu den besten Trachtpflanzen im Frühjahr. An ihren hübschen Kätzchen ernten unsere Honigbienen nach der langen Winterpause den zur Aufzucht der Brut notwendigen eiweißreichen Pollen. Auch diese nussig-krautig duftenden Haselkätzchen können verräuchert werden – dies ist aber nichts für Pollenallergiker. Das Haselnussholz hat keinen außergewöhnlichen Duft.

## HASELWURZ *(Asarum europaeum)*

***Wurzel***

### Hexenrauch

**DUFT:** blumig-pfeffrig, sehr intensiv
**WIRKUNG:** laut keltischer Tradition gesundheitsfördernd, unterstützt Intuition und Inspiration, stärkend und anregend, Schutzpflanze
**SAMMELHINWEISE:** Die Wurzeln werden bevorzugt ab dem 15. August und den dreißig darauffolgenden Tagen gesammelt (in den Frauen-Dreißigern) – in diesem Zeitraum gilt die Wurzel als besonders heilkräftig. Die immergrüne Haselwurz wächst an schattigen Waldrändern und entlang von Wegen, bevorzugt unter Haselnusssträuchern sowie bei Ahorn und Fichten. Gut sortierte Gärtnereien bieten die zunehmend selten werdende Pflanze auch zum Verkauf an.

**SABINE**

---

Die Haselwurz – auch Hexenrauch – zählt zu meinen liebsten Räucherpflanzen. Bei ihrem Duft fühle ich mich mit meinen Ahninnen verbunden – kräuterkundige Frauen, die mit ihrem Wissen seit Generationen Menschen unterstützt haben.

## KIEFER *(Pinus sylvestris)*

***Nadeln***

### Der „Feuerbaum“ bringt Licht und Wärme

**DUFT:** warm aromatisch-balsamisch, Honignote, würzig nach Wald
**WIRKUNG:** desinfizierend, immunsystemstärkend in der Grippezeit, reinigend, öffnet die Sinne, bringt Freude und Zuversicht, lässt Trauer und Melancholie schwinden, fördert Entspannung und hilft, Ängste zu lösen
**BESONDERHEITEN:** Auch das Harz der Kiefer kann verräuchert werden, aber nur in trockenem, vollständig ausgehärtetem Zustand. Mit einem geeigneten Schutz des Gitters verträgt das Harz auch höhere Temperaturen. Ebenso aromatisch ist das Holz der Kiefer, das seinen Duft jedoch eher am Stövchenrand nasenschmeichelnd entfaltet. Werden Holz und Nadeln zu warm verräuchert, beginnen sie beißend zu riechen.

## LÄRCHE *(Larix decidua)*

***Holz mit Rinde***

### Seelentrösterin und Baum der „Saligen“

**DUFT:** fein harzig, warm-süßlicher Duft, Noten von Gewürznelke, erinnert an eine Berghütte
**WIRKUNG:** reinigend, bei Erkältungskrankheiten, vertieft die Atmung, fördert Gelassenheit und lässt Zweifel schwinden, hilft, sich von nicht mehr Dienlichem zu trennen (Situationen und Personen), gibt Mut und Raum für Neues, segnend, Schutzpflanze
**SAMMELHINWEISE:** Am Stamm findet man manchmal kleine Rindenstücke mit Harz vermischt, hier kann man achtsam, ohne den Baum zu verletzen, etwas entfernen.
**BESONDERHEITEN:** Bei der Lärche verströmen vor allem kleine Zweige mit Rinde einen außergewöhnlichen Duft. Es eignet sich aber auch das Lärchenholz, die zitronig duftenden Nadeln und vor allem das gut ausgehärtete Harz, das eine gewisse Ähnlichkeit mit Fichten- und Kiefernharz hat, jedoch im Duft noch milder und feiner ist. Der Duft aller Teile dieses Lichtbaums ist wunderbar präsent im Raum und hält sich beim mehrmaligen Wenden von Holzstücken sehr lange.

## MISTEL *(Viscum album)*

***Kraut***

### Anders als andere

**DUFT:** krautig, herb, süßlicher Duft
**WIRKUNG:** ausgleichend, unterstützt seelisches Wachstum und Selbsterkenntnis, schafft eine gute Raumatmosphäre und baut Spannungen ab, fördert Traumerleben, -verständnis und Hellsicht, segnend, Begleiterin für Meditation und Innenschau, Schutzpflanze
**SAMMELHINWEISE:** Die Mistel kann auf Laubhölzern, aber auch Tannen und Kiefern vorkommen. Je nach Wirtsbaum sind auch Wirkung und Duft auf dem Stövchen etwas unterschiedlich. Für das Ernten einer Mistel ist immer der Baumbesitzer um Erlaubnis zu fragen. Manchmal verhilft aber auch der Wind zu einem Geschenk aus luftiger Höhe. Die beste Sammelzeit ist von November bis März.
**BESONDERHEITEN:** Von der Blüte im März bis zur Reife der Beeren in der Adventszeit vergehen ca. neun Monate.
Traditionell gilt die Mistel als magische Pflanze, sie war bereits den keltischen Priestern heilig und wurde für kultische Handlungen, aber auch für Heilzwecke genutzt. Spirituell sieht man in der ungewöhnlichen Mistel einen besonderen Pflanzengeist, der große Transformationskräfte besitzt und Hellsicht sowie den Kontakt zu den Ahnen fördert. In diesem Kontext gibt es die Ansicht, die Mistel solle, um ihre Wirkung nicht zu verlieren, nie den Boden berühren. Und um die energetische Wirkung nicht zu verändern, solle sie ohne Zuhilfenahme von Werkzeugen aus Eisen achtsam vom Baum gesammelt und in ein weißes Tuch gewickelt nach Hause getragen werden.

**ELISABETH**

Im letzten Winter fand ich eine große, sehr schöne Mistel vom Weißdorn. Einen in der Literatur oft angeführten unscheinbaren Duft kann ich nicht bestätigen – ganz im Gegenteil. Es braucht aber etwas Zeit, bis der feine krautig-süßliche Duft auf dem Stövchen zum Tragen kommt und den Raum füllt.

## NELKENWURZ *(Geum urbanum)*

***Wurzel***

### Für Herz und Seele

**DUFT:** süß, warmes Gewürznelkenaroma

**WIRKUNG:** entspannend, bei Nervosität und Stress, Raum reinigend, nervenstärkend, bei Liebeskummer, Balsam für die Seele, erdend, kräftigend, Schutzpflanze

**SAMMELHINWEISE:** Die auch Benediktenkraut genannte Nelkenwurz wächst halbschattig vor allem entlang von Waldwegen und -rändern. Häufig wird man auch unter Ahorn- und Birnbäumen fündig und auch in Naturgärten siedelt sich die mehrjährige Nelkenwurz gerne an. Die aromatische Wurzel wird im Spätherbst gegraben, wobei es hier keine Rolle spielt, ob die Pflanze bereits geblüht hat oder nicht.

**BESONDERHEITEN:** Der Duft der Wurzel, aber auch der Blätter ist sehr angenehm, jedoch sehr dezent im Raum und eher im näheren Umfeld des Stövchens gut wahrnehmbar.

Nelkenwurzwurzel war im Mittelalter die Hauptzutat für das vielseitig anwendbare „Malefizpulver", dass verräuchert wurde, um Böses fernzuhalten und sich zu schützen.

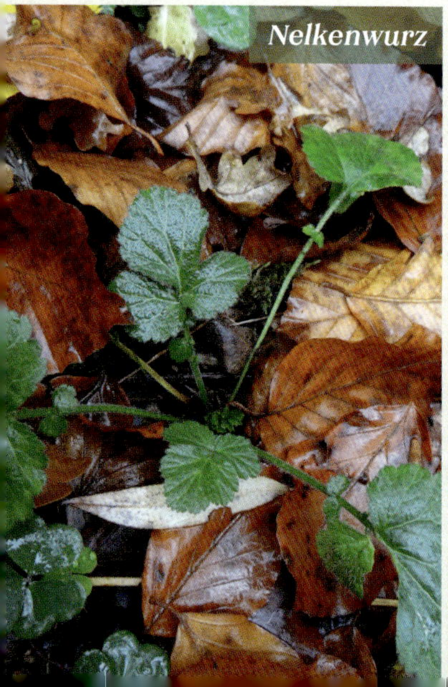

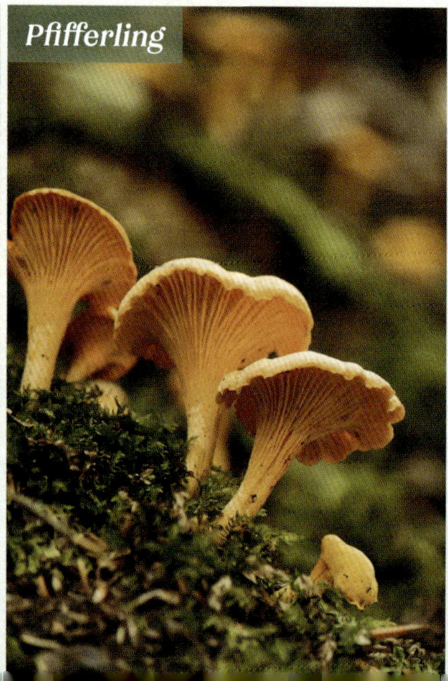

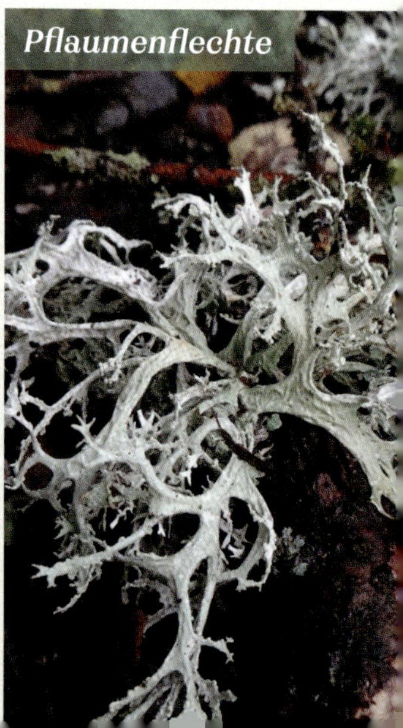

## PFIFFERLING (*Cantharellus cibarius*)

***Fruchtkörper***

### Der fröhliche Pilz

**DUFT:** angenehm pilzig, pfeffrig
**WIRKUNG:** stimmt fröhlich und optimistisch
**SAMMELHINWEISE:** Die leuchtend gelben Pilze findet man in regenreichen Jahren oft schon ab Juni. Sie wachsen gerne unter Fichten und Buchen.
**BESONDERHEITEN:** Der Pfifferling heißt in Österreich Eierschwammerl und ist nicht nur dort ein beliebter Speisepilz.

## PFLAUMENFLECHTE (*Evernia prunastri*)

***Flechtenkörper***

### Sinnlicher Duft aus luftiger Höhe

**DUFT:** erdig, süß-moosig, schwere, parfümartige Note
**WIRKUNG:** hilfreich bei Nervosität, ausgleichend und harmonisierend, erdend, wirkt aphrodisierend, hilft beim Lösen von Blockaden und kann Meditationen begleiten
**SAMMELHINWEISE:** Weil die Pflaumenflechte bevorzugt von den Zweigen alter Eichen wächst, heißt sie auch Eichenmoos. Sie ist aber auch auf anderen Laubbäumen zu finden. Nach einem Sturm lassen sich die Flechten meist leicht vom Boden aufsammeln.
**BESONDERHEITEN:** Als Basis-Duftstoff der Parfümherstellung wird die Pflaumenflechte/Eichenmoos häufig eingesetzt, die Parfümgattung „Chypre“ wird durch den Grundakkord Bergamotte-Labdanum-Eichenmoos definiert.
Bei zu hohen Temperaturen auf dem Stövchen kann der besondere Duft schnell zu aufdringlich werden. Der Duft der Pflaumenflechte wird generell sehr unterschiedlich erlebt.

## STEINPILZ *(Boletus edulis)*

***Fruchtkörper***

### Alles mit der Ruhe

**DUFT:** herrliches Pilzaroma

**WIRKUNG:** erdend, unterstützt zielgerichtetes Handeln, fördert Geduld und Ausdauer

**SAMMELHINWEISE:** Steinpilze wachsen nach regenreichen Spätsommertagen bevorzugt unter Fichten und in der Gesellschaft von Fliegenpilzen. Bis in den Herbst hinein kann man sich über Funde freuen.

**BESONDERHEITEN:** Es gibt noch viele weitere ungiftige Vertreter aus der Familie der Dickröhrlingsverwandten *(Boletaceae)*, die auf dem Stövchen ein sehr angenehmes Aroma verbreiten – von Birkenpilz *(Leccinum scabrum)* bis Hexenröhrling *(Neoboletus luridiformis)* oder Maronenröhrling *(Imleria badia)*. Die Düfte variieren nur geringfügig.

## TANNE *(Abies alba)*

***Reisig***

### Hoffnungsgeberin

**DUFT:** frisch, waldig-harzig, leichte Zitrusnote, weihnachtlich

**WIRKUNG:** raumluftreinigend, keimtötend, unterstützend bei Erkältungskrankheiten, stärkend, aktivierend, bei Erschöpfung, Schwäche und Mutlosigkeit, aufrichtend, konzentrationsfördernd, erdend, Schutz- und Lichtbaum, Begleitung für Meditation und Innenschau

**SAMMELHINWEISE:** Vor dem Sammeln von Tannenreisig muss der Waldbesitzer um Erlaubnis gefragt werden. Möchte man mit der Gartenschere nur die untersten Äste stattlicher Bäume abzwicken, bekommt man in der Regel immer eine Zustimmung.

**STANDORT UND PFLEGE:** Weihnachten ist eine gute Gelegenheit, sich auch gleich für eine lebende Tanne im Topf zu entscheiden. Diese Bäumchen sollten über die Weihnachtszeit nicht zu lange im warmen Raum bleiben und auch regelmäßig gegossen werden. Eine geeignete Sorte ist die Balsamtanne.

**BESONDERHEITEN:** Das feine, aber recht selten zu findende Tannenharz kann ebenso verräuchert werden. Hierbei ist es wichtig, nur vollständig ausgehärtetes Harz vom Stamm zu brechen.

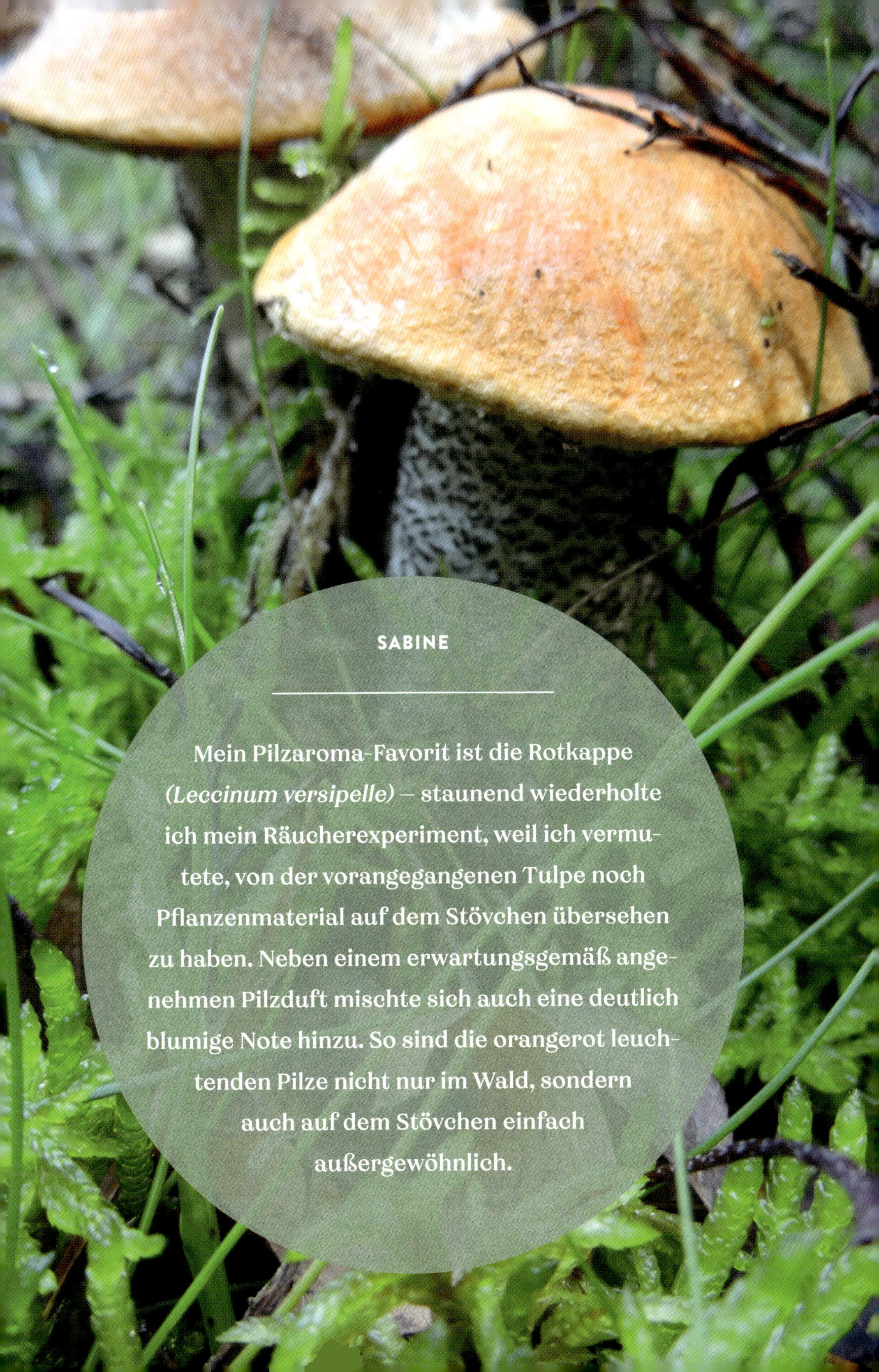

**SABINE**

---

Mein Pilzaroma-Favorit ist die Rotkappe *(Leccinum versipelle)* – staunend wiederholte ich mein Räucherexperiment, weil ich vermutete, von der vorangegangenen Tulpe noch Pflanzenmaterial auf dem Stövchen übersehen zu haben. Neben einem erwartungsgemäß angenehmen Pilzduft mischte sich auch eine deutlich blumige Note hinzu. So sind die orangerot leuchtenden Pilze nicht nur im Wald, sondern auch auf dem Stövchen einfach außergewöhnlich.

## WALDMEISTER *(Galium odoratum)*

***Blühendes Kraut***

### Die Königin des Waldes

**DUFT:** süß, intensiv-aromatisch, nach frischem Heu duftend (Cumarin)
**WIRKUNG:** stimmt fröhlich, öffnet das Herz, entspannend, stimmungsaufhellend, Schutzpflanze, unterstützend bei Unruhe, segnend
**SAMMELHINWEISE:** Bester Erntezeitpunkt ist zu Blühbeginn Anfang Mai.
**STANDORT UND PFLEGE:** Der Waldmeister wächst gerne in Laubwäldern, aber auch im Garten lässt er sich in schattiger, feuchter Lage problemlos ansiedeln.
**BESONDERHEITEN:** Waldmeister galt im Mittelalter als eines der „Bettstrohkräuter", die Mutter und Kind vor dem Bösen schützen, aber auch die Geburt positiv begleiten sollten. Waldmeister hat auch bei höheren Temperaturen noch ein herrliches Aroma und sorgt für einen sanftmütig stimmenden, raumfüllenden Duft.

### ELISABETH

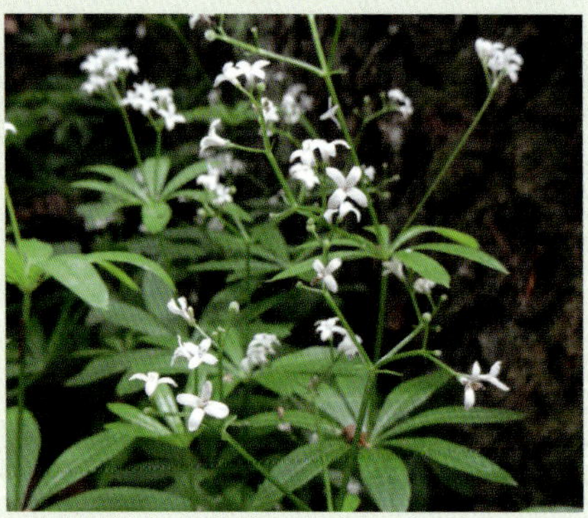

Eine heitere, gelöste Stimmung zaubert der auch Maikraut genannte Waldmeister. Bei abendlichen Räucherseminaren lege ich ihn gerne zu Beginn aufs Stövchen – als „Eisbrecher" sozusagen. Mit Waldmeisterbowle geht das natürlich auch: Nicht nur der Alkohol hebt die Stimmung!

## ZUNDERSCHWAMM *(Fomes fomentarius)*
***Fruchtkörper***

Mit Bedacht himmelwärts

**DUFT:** angenehm schwer, pilzig
**WIRKUNG:** fördert die Konzentration, erdend, verhilft zu mehr Gelassenheit
**BESONDERHEITEN:** Bekannt ist der Zunderschwamm vor allem für seine leichte Brennbarkeit, so kann er auch als Alternative zu Räucherkohle verwendet werden. Das herbe Aroma beim direkten Anzünden ist aber nicht vergleichbar mit dem guten Dufterlebnis auf dem Stövchen. Porlinge wie der Zunderschwamm, die häufig auch Heil- und Vitalpilze sind, werden praktischerweise schon vor dem Trocknen in kleine Würfel geschnitten.

### WISSENSWERTES

Innerhalb der Pilzordnung der Stielporlingsartigen *(Polyporales)* gibt es noch weitere sehr aromatische Vertreter: Der Schwefelporling *(Laetiporus sulphureus)*, dessen Duft angenehm pilzig, süßlich bis mild vanilleartig ist, vermittelt Behaglichkeit und Freude. Der Rotrandige Baumschwamm *(Fomitopsis pinicola)*, den man häufig an Fichten findet, duftet pilzig, schwer, zunehmend süßlich. Er erzeugt im Raum ein Gefühl von Ruhe und Frieden. Sein Duft gilt als kopfschmerzlindernd. Innerhalb der Blättlingsverwandten *(Gloephyllaceae)* sei noch der Fenchelporling *(Gloeophyllum odoratum)* erwähnt: Der wenig ansehnliche Pilz duftet auf dem Stövchen, seinem Namen entsprechend, intensiv nach Fenchel/Anis. Er hat eine angenehm erdende und ausgleichende Wirkung.

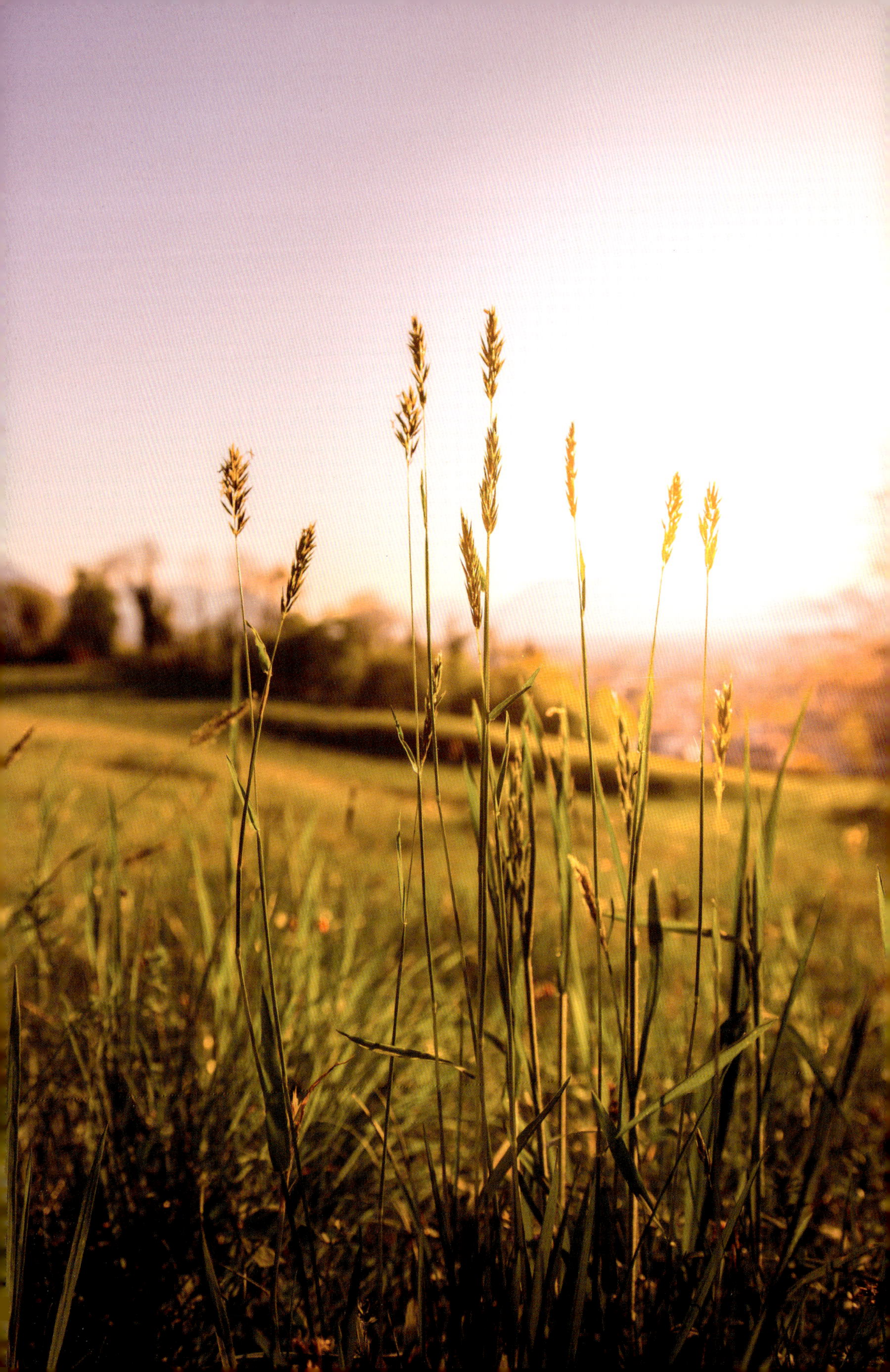

# WIESE UND HECKE

VON BIBERNELLE
BIS WEISSDORN

## BIBERNELLE *(Pimpinella major)*

***Wurzel***

### In ihrer Sanftheit liegt Stärke

**DUFT:** süß-erdiger, warm-holziger Geruch, sehr dezenter, zarter Duft im Raum

**WIRKUNG:** beruhigend, Kraft gebend und stärkend, stimmt fröhlich und bringt Gelassenheit, ausgleichend bei Unruhe und Verstimmungen, erdend, stärkt das Durchhaltevermögen und unterstützt das Selbstbewusstsein, segnend

**SAMMELHINWEISE:** Die Kleine wie auch die Große Bibernelle lassen sich mit etwas Artenkenntnis in heimischen Wiesen sehr häufig finden.

**BESONDERHEITEN:** Die Bibernellenwurzel war Bestandteil mittelalterlicher Lebenselixiere und galt als Mittel gegen die Pest.

## LÖWENZAHN *(Taraxacum sect. Ruderalia)*

***Wurzel***

### Sonnenstarke Pusteblume

**DUFT:** erdig, herb, leicht süßlich, nussig

**WIRKUNG:** entspannend für den Geist, stimmungsaufhellend, schenkt Stabilität und Mut, Schutzpflanze, zur Unterstützung bei Meditationen, fördert die Hellsicht

**SAMMELHINWEISE:** Ein hoher Inulingehalt in den herbstlichen Wurzeln ist für den süßlichen Duft verantwortlich. Im Frühling enthalten sie dann wieder vermehrt Bitterstoffe.

**BESONDERHEITEN:** Das Aroma der Wurzel breitet sich sehr angenehm und blumig im Raum aus, der Duft direkt über dem Stövchen erinnert aber eher an Bratkartoffeln. Traditionell passt die Wurzel gut in Räuchermischungen zu Samhain (die Nacht auf Allerheiligen), da sie „verirrten" Seelen ins Licht helfen soll.

Beim Löwenzahn können am Stövchenrand auch die getrockneten Blüten verräuchert werden – mit einem feinen honigartigen, krautigen Duft.

## JOHANNISKRAUT *(Hypericum perforatum)*

***Blühendes Kraut***

### Lichtbringer

**DUFT:** fein, warm-krautig, herrlicher Heuduft
**WIRKUNG:** stimmungsaufhellend bei Angst und Trübsinn, stärkt die Nerven und gibt Stabilität, fördert die Selbstannahme und geistiges Durchhaltevermögen, hilft Streit zu schlichten und baut Spannungen ab, Schutzpflanze
**SAMMELHINWEISE:** Der beste Erntezeitpunkt ist rund um die Sommersonnenwende und den Johannistag, vorzugsweise zur Mittagsstunde eines warmen, sonnigen Tages.
**BESONDERHEITEN:** Unter dem Namen „Liebfrauen-Bettstroh" wurde Johanniskraut während der Geburt zum Schutz für Mutter und Kind geräuchert. Als wichtiger Bestandteil durfte es in keinem Kräuterbuschen fehlen und wurde auch gerne für Wetterzauber verwendet. Eine Räucherung mit Johanniskraut wurde vor allem bei aufziehenden Gewittern durchgeführt, um den Hof vor Blitzeinschlag zu schützen.

### ELISABETH

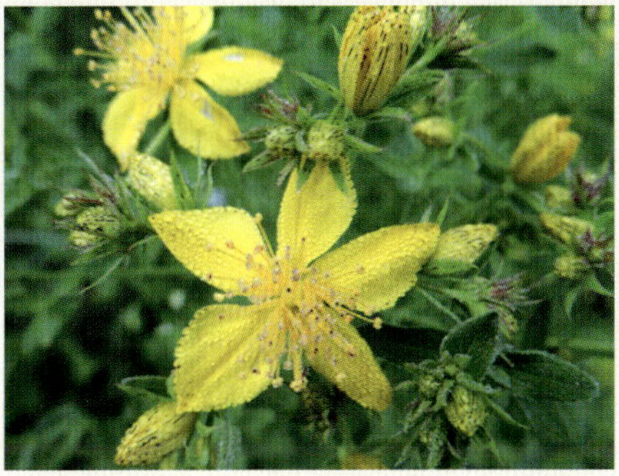

Diese wunderbare Heilpflanze sammle ich in großen Mengen, denn sie kommt bei mir in fast jede Teemischung. Hildegard von Bingen nannte das Kraut „Arnika der Nerven" – die Motten dürften das auch schon mitbekommen haben, weil sie so auf das Kraut fliegen.

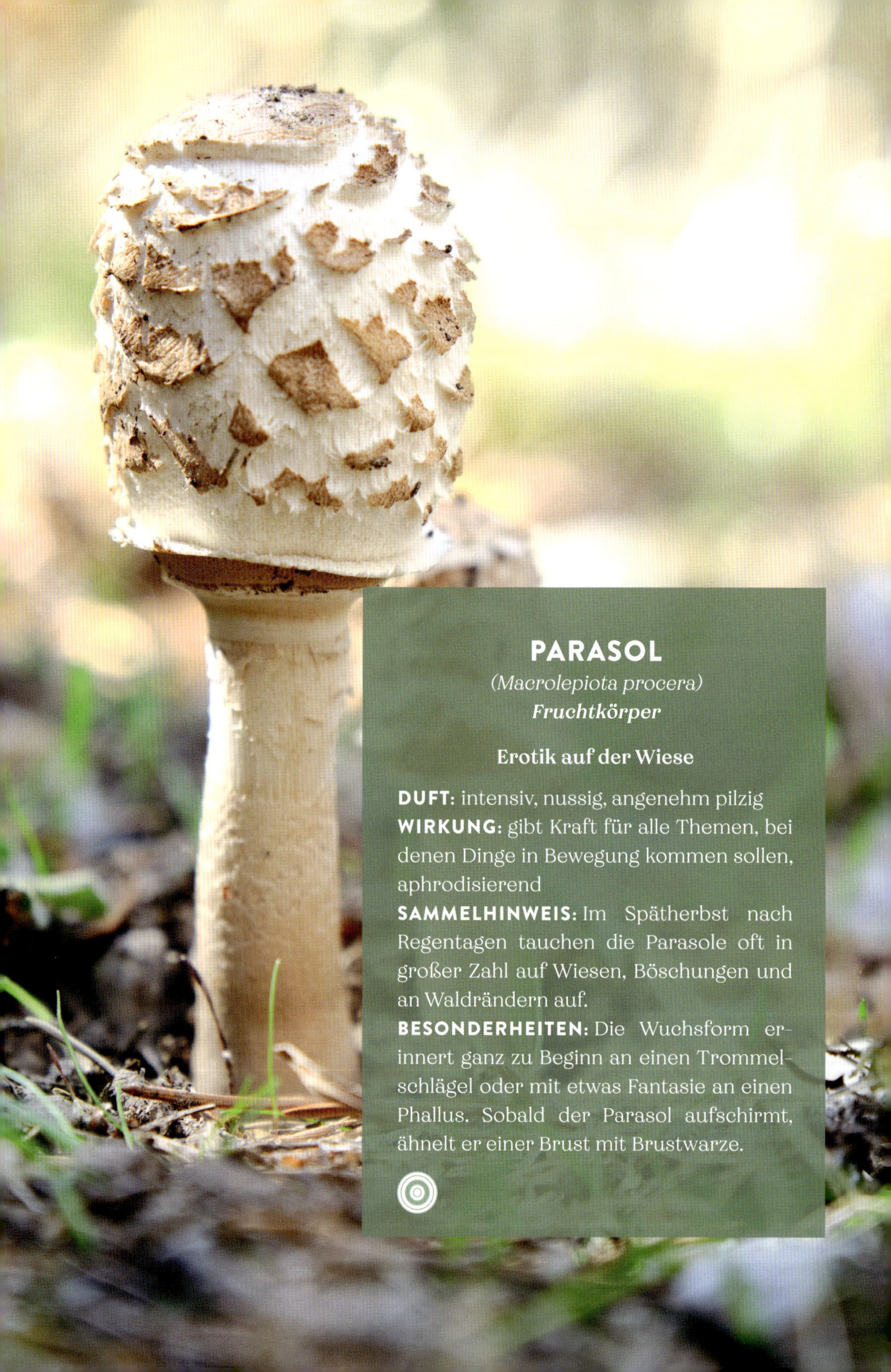

## PARASOL

*(Macrolepiota procera)*

***Fruchtkörper***

**Erotik auf der Wiese**

**DUFT:** intensiv, nussig, angenehm pilzig
**WIRKUNG:** gibt Kraft für alle Themen, bei denen Dinge in Bewegung kommen sollen, aphrodisierend
**SAMMELHINWEIS:** Im Spätherbst nach Regentagen tauchen die Parasole oft in großer Zahl auf Wiesen, Böschungen und an Waldrändern auf.
**BESONDERHEITEN:** Die Wuchsform erinnert ganz zu Beginn an einen Trommelschlägel oder mit etwas Fantasie an einen Phallus. Sobald der Parasol aufschirmt, ähnelt er einer Brust mit Brustwarze.

## QUENDEL *(Thymus serpyllum)*

***Blühendes Kraut***

### Die Unermüdliche

**DUFT:** würzig-aromatisch, je nach Exemplar zitronig, pilzig, krautig etc., angenehmer Heuduft

**WIRKUNG:** gibt Kraft und Durchhaltevermögen, macht mutiger und stärkt das Selbstvertrauen, konzentrationsfördernd, stimmungsaufhellend, anregend, keimtötend, stärkt die Abwehrkräfte, reinigend, insektenabwehrend, Schutzpflanze

**SAMMELHINWEISE:** Der beste Sammelzeitpunkt ist an einem warmen, sonnigen Tag, kurz bevor sich die Blüten öffnen.

**STANDORT UND PFLEGE:** Der auch unter Wilder Thymian bekannte Quendel bevorzugt trockene Standorte mit nährstoffarmem, sandigem Boden und kann auch leicht im eigenen Garten angesiedelt werden. Man findet ihn häufig auf trockenen Wiesenflächen und in Südhanglagen. Mit seinen rosaroten Blüten hält er oft bis in den Winter hinein seine Stellung und versorgt hungrige Insekten.

**BESONDERHEITEN:** „Thymus" kommt vom griechischen *thyein* mit der Bedeutung „räuchern" und das deutsche Thymian geht auf das griechische *thymiama*, „Räucherwerk", zurück. Der Echte Thymian *(Thymus vulgaris)* ist von der Wirkung her mit dem Quendel weitgehend ident und ebenso ein duftendes, anregendes Räucherwerk.

### WISSENSWERTES

**Beim Quendel unterscheidet sich das Aroma von Pflanze zu Pflanze sehr stark. Schon auf einem kleinen Wiesenstück kann der Quendelpolster rechts pilzig duften, der in der Mitte zitronig und der links „klassisch" nach Thymian. Zwischen fruchtig und herb-krautig gibt es da viele Variationen. Zum Räuchern eignet sich vor allem eine bunte Mischung mit zitroniger Note.**

## RUCHGRAS *(Anthoxanthum odoratum)*

***Blühendes Gras***

### Auszeit

**DUFT:** süßlich, heuartig, leichter Vanilleduft

**WIRKUNG:** entspannend, beruhigend, herzöffnend, stimmungsaufhellend, tröstend, harmonisierend, schenkt Zuversicht

**SAMMELHINWEISE:** Das Ruchgras bevorzugt nährstoffarme Böden. Von Ende April bis Juni findet man es blühend in sonnigen Magerwiesen. Durch Reiben an der Stängelbasis kann man sich über die richtige Gräserart Klarheit verschaffen: Der sekundäre Inhaltsstoff Cumarin, der bei Verletzungen und beim Welken freigesetzt wird, ist für den typischen Heuduft verantwortlich.

**BESONDERHEITEN:** Ruchgras kann auch bei höheren Temperaturen verräuchert werden. In Stövchennähe ist der Duft auf allen Zonen stets sehr angenehm, nur im Raum braucht es etwas, bis das sanfte Aroma alles durchwebt. Zu Beginn des Räucherns mutet der Duft im Zimmer sogar etwas unangenehm an – hier braucht es etwas Geduld.

### ELISABETH

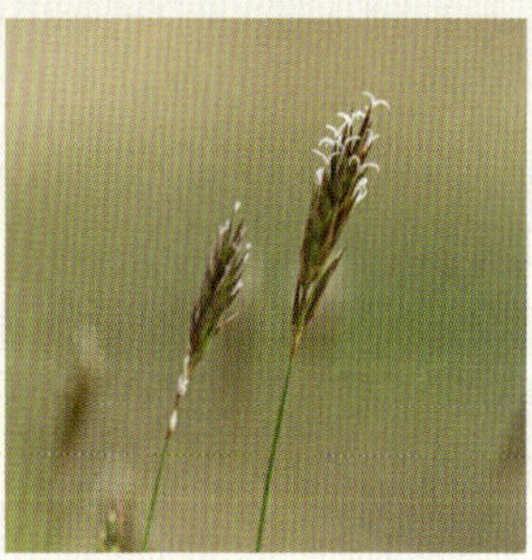

Einen erfolgreichen Feldversuch starteten wir heuer in der Gärtnerei mit dem Anbau von Ruchgras. Es ist für mich immer wieder ein berührendes Erlebnis, wenn die Pflanzen nach der Aussaat zu keimen beginnen. Das duftende Süßgras wurde früher aufgrund des angenehmen Heudufts in Kräuterkissen verarbeitet.

## SCHAFGARBE *(Achillea millefolium)*

***Blühendes Kraut***

### Die Gesundmacherin

**DUFT:** fein krautig, blumig, frischer, angenehmer Kräuterduft
**WIRKUNG:** beruhigend, Kraft gebend, klärend, stimmungsaufhellend, gegen Ängstlichkeit und Selbstzweifel, hilft in die eigene Mitte zu finden und fördert das Vertrauen in die eigene Intuition, regt zu Hellsicht an, unterstützt die Selbstheilungskräfte, erdend, reinigende Schutzpflanze
**SAMMELHINWEISE:** Da die Schafgarbe sehr zähe Stängel hat, ist das Abpflücken der Blüten oft etwas herausfordernd, will man nicht die ganze Pflanze entwurzeln. Mit einem Keramikmesser lässt sich dies besser und pflanzenschonend bewerkstelligen.
**BESONDERHEITEN:** Wie die Brennnessel ist auch die Schafgarbe eine Bodenheilerin, die im Garten alle umliegenden Pflanzen stärkt. Mit ihrer langen Blühzeit ist sie bei Insekten heiß begehrt. Die Schafgarbe ist eine jener Heilpflanzen, die für den Kräuterbuschen gesammelt werden. In den Raunächten werden die Buschen zum Schutz, zum Stärken der guten Kräfte und als Bitte um reiche Ernte verräuchert.

### WISSENSWERTES

**Unabhängig vom Standort blühen Schafgarben statt klassisch weiß manchmal auch zart bis kräftig rosa. Landläufig wird gesagt, dass die weißen Blüten besser für Frauen und die rosa Blüten besser für Männer geeignet sind.**

## WACHOLDER *(Juniperus communis)*

***Beere***

### Magischer Schwellenbaum

**DUFT:** aromatisch-fruchtig, harzig, warmer Waldduft

**WIRKUNG:** reinigend, unterstützend bei Erkältungskrankheiten, abwehrstärkend, keimtötend, macht wach und konzentriert, stärkend, hilft in die eigene Mitte zu kommen, fördert die Intuition und regt zur Hellsicht an, segnend, starke Schutzpflanze

**SAMMELHINWEISE:** Der in Österreich auch „Kranewitt“ genannte Wacholder ist zunehmend selten und steht in Oberösterreich teilweise unter Schutz – das heißt, dass die Beeren gepflückt und kleinere Zweige nur in Handstraußgröße mitgenommen werden dürfen. Im Spätherbst können die zuvor drei Jahre gereiften dunkelblauen Zapfen (botanisch gesehen keine Beeren!) geerntet werden. Es gibt sie natürlich auch ganz einfach als klassisches Gewürz zu kaufen.

**STANDORT UND PFLEGE:** Möchte man den Wacholder im eignen Garten ansiedeln, sollte man auf heimische Qualität aus regionaler Gehölzvermehrung achten.

**BESONDERHEITEN:** Früher wurden Krankenzimmer zur Desinfektion und Raumreinigung mit dem sogenannten „Quickholder“ ausgeräuchert. Bereits bei den Kelten und Germanen sowie in vielen anderen Kulturen rund um die Welt galt er als eine der wichtigsten Räucherpflanzen. Zum Räuchern können neben den Beeren auch Nadeln und Zweige verwendet werden. Mit ähnlicher Wirkung ist ihr Duft angenehm holzig und warm.

**SABINE**

---

Der Name „Machandelbaum“ ist eine alte norddeutsche Bezeichnung für den Wacholder und manchen vielleicht aus dem gleichnamigen Märchen der Brüder Grimm bekannt. Eine etwas makabre Geschichte mit großer Symbolik, in der die Seele eines ermordeten Kindes durch den Wacholder als Vogel aufsteigt. Als eines meiner liebsten Gehölze und als Baum mit viel Ruhe und Kraft und doch auch großer Magie habe ich „Machandelbaum“ als meinen Firmennamen gewählt.

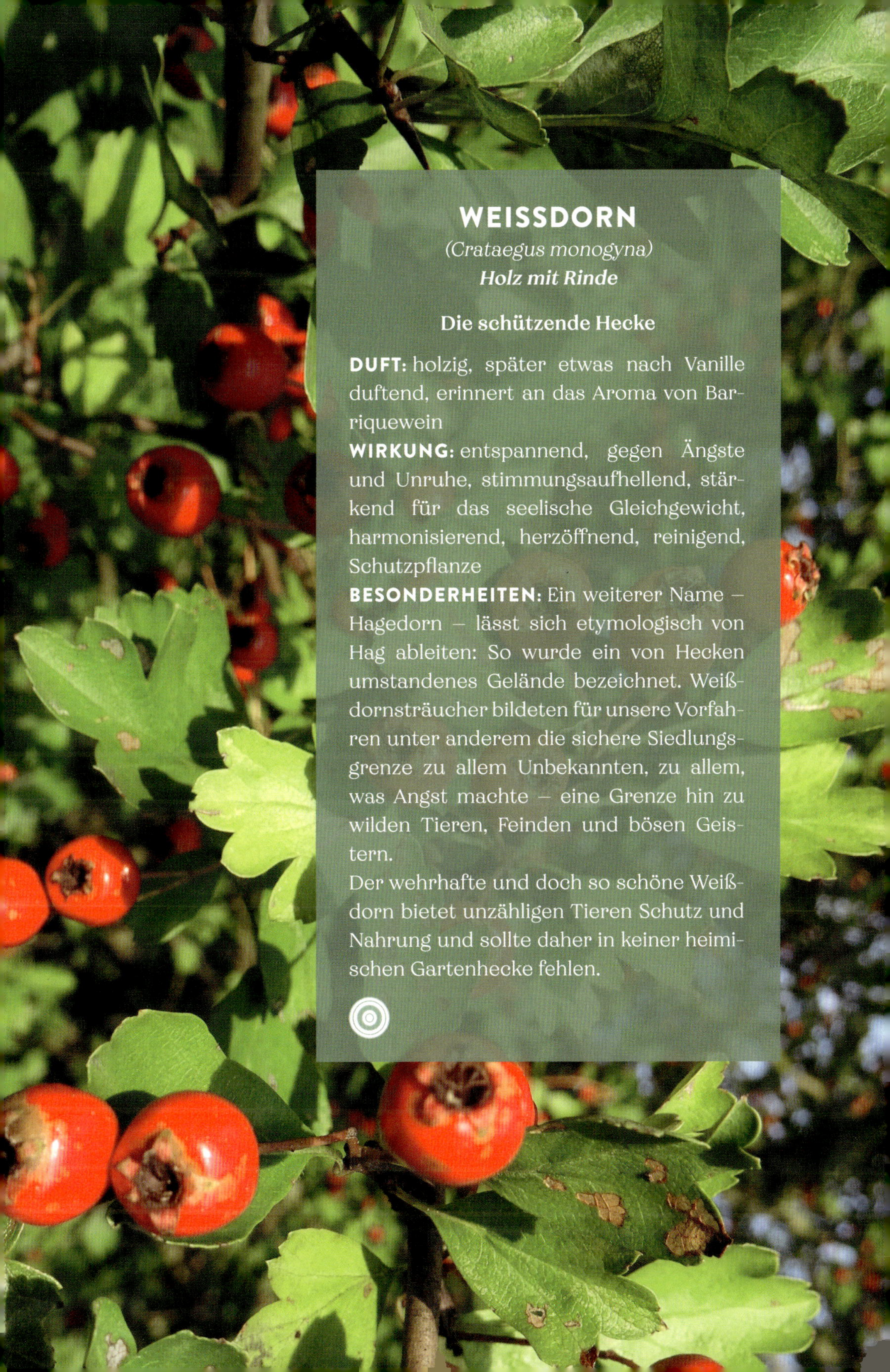

## WEISSDORN

*(Crataegus monogyna)*

***Holz mit Rinde***

**Die schützende Hecke**

**DUFT:** holzig, später etwas nach Vanille duftend, erinnert an das Aroma von Barriquewein

**WIRKUNG:** entspannend, gegen Ängste und Unruhe, stimmungsaufhellend, stärkend für das seelische Gleichgewicht, harmonisierend, herzöffnend, reinigend, Schutzpflanze

**BESONDERHEITEN:** Ein weiterer Name – Hagedorn – lässt sich etymologisch von Hag ableiten: So wurde ein von Hecken umstandenes Gelände bezeichnet. Weißdornsträucher bildeten für unsere Vorfahren unter anderem die sichere Siedlungsgrenze zu allem Unbekannten, zu allem, was Angst machte – eine Grenze hin zu wilden Tieren, Feinden und bösen Geistern.

Der wehrhafte und doch so schöne Weißdorn bietet unzähligen Tieren Schutz und Nahrung und sollte daher in keiner heimischen Gartenhecke fehlen.

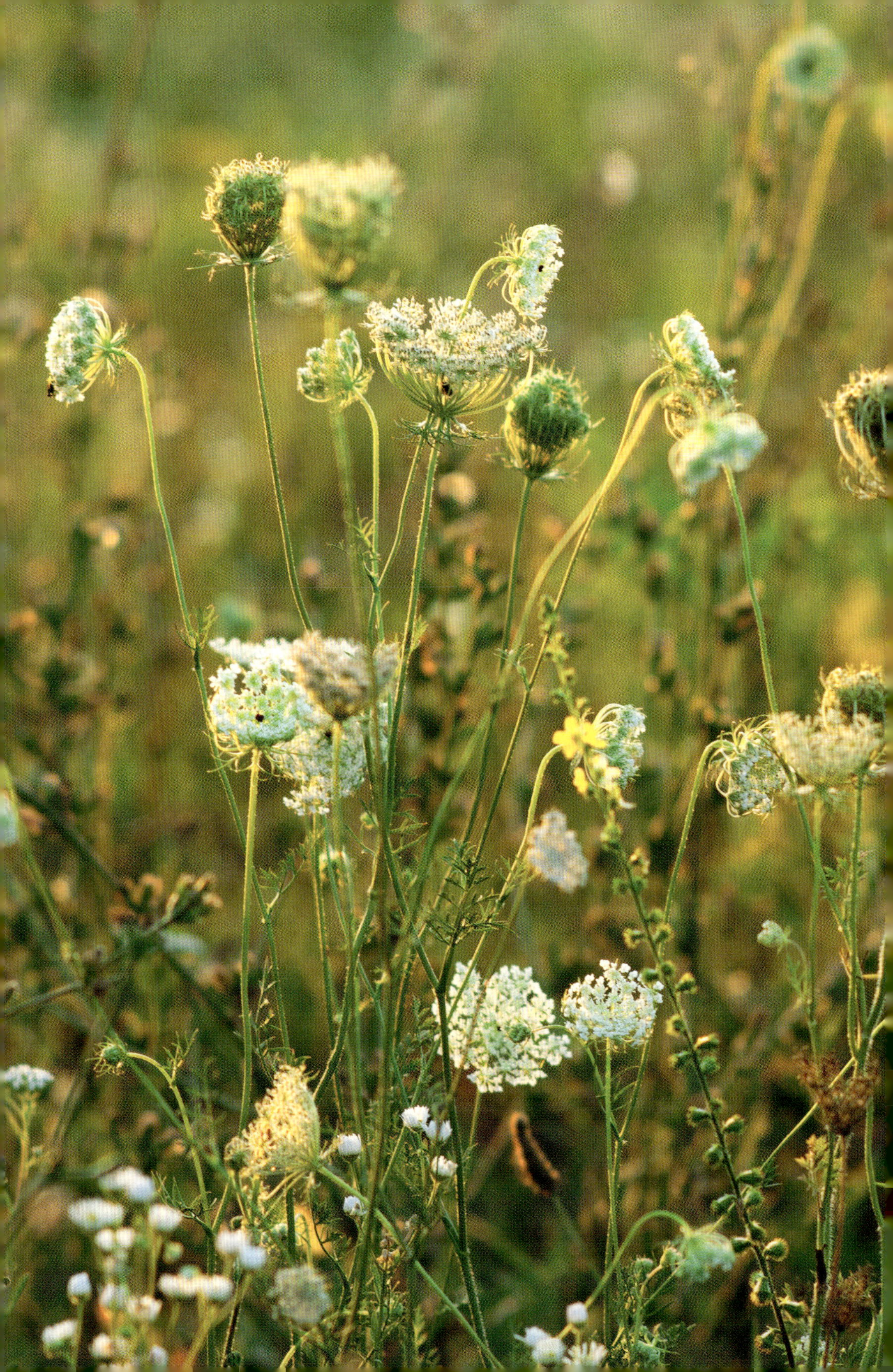

# WEGRAND UND BRACHFLÄCHE

VON BEIFUSS
BIS WILDE MÖHRE

## **BEIFUSS** *(Artemisia vulgaris)*

***Blühendes Kraut***

Die Amazone

**DUFT:** kräftig-aromatisch, würzig-krautig
**WIRKUNG:** wärmend, klärend, schenkt Kraft und Zuversicht, vertieft den Atem und unterstützt Heilungsprozesse, bringt uns ins Hier und Jetzt, segnende Schutzpflanze – vor allem für Frauen und Kinder, Reinigungspflanze, verwurzelt uns, unterstützt bei Lebensveränderungen, fördert die Hellsicht
**SAMMELHINWEISE:** Beifuß wird kurz vor dem Aufblühen gesammelt, günstigerweise rund um die Sommersonnenwende.
**BESONDERHEITEN:** Mit Artemisia-Arten wird heute noch in unterschiedlichen Kulturen weltweit geräuchert – Beifuß gilt als älteste Ritualpflanze Europas überhaupt. In der Traditionellen Chinesischen Medizin wird es als Moxakraut verwendet. Der auch „Mutter- oder Machtwurz" genannte Beifuß fördert die Geburt, wirkt entkrampfend auf allen Ebenen. Als unentbehrliches Heilkraut hatte es früher jede Hebamme im Gebrauch. Der lateinische Name bezieht sich auf die Göttin Artemis, die griechische Göttin des Waldes, des Mondes, der Jagd und Hüterin der Frauen und Kinder.

### SABINE

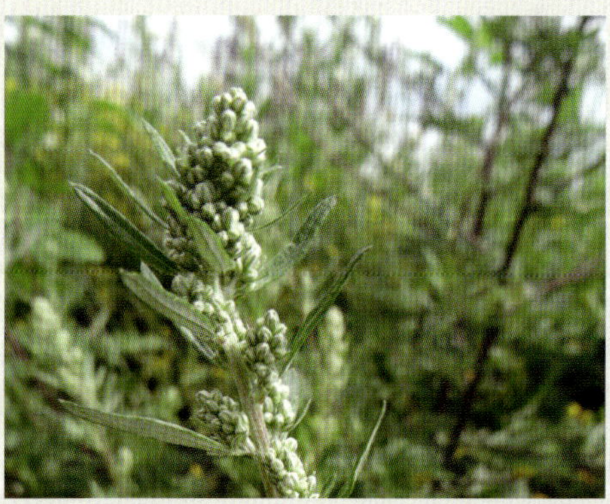

In der schwierigen Zeit meiner Scheidung hat mich der Pflanzengeist der Artemisia kraftvoll und stärkend begleitet und mir stets neuen Mut gegeben. Ihr Duft erinnert mich an glückhafte Neubeginne und neu erwachende Freude.

## KÖNIGSKERZE *(Verbascum densiflorum)*

***Blüte***

**Der „Himmelsbrand" trägt die Sonne in sich**

**DUFT:** feiner, zarter honigähnlicher Geruch

**WIRKUNG:** vermittelt Stabilität und wirkt damit aufrichtend, stärkt das Selbstbewusstsein, hilft aus emotionalen Tieflagen heraus, bei Schwermut, nach Streit, zur Raumreinigung, Begleiter für Meditation, Innenschau und spirituelle Entwicklung, segnend, Licht- und Schutzpflanze

**SAMMELHINWEISE:** Die Blüten der Königskerze werden am Vormittag gesammelt, da sie zur Mittagszeit bereits zu welken beginnen.

**STANDORT UND PFLEGE:** Im Garten siedelt sich die Königskerze gerne auf kargem, schottrigem Untergrund an. Die zweijährige Königskerze entwickelt bereits im ersten Jahr als Blattrosette eine starke, tiefreichende Pfahlwurzel und sollte daher nicht mehr umgesetzt werden. Es ist besser, die Samen im Garten auszustreuen und der stolzen Pflanze die Wahl ihres Platzes selbst zu überlassen.

**BESONDERHEITEN:** Den Beinamen „Wetterkerze" hat die Pflanze bekommen, weil die Blüten im Volksglauben immer dann verräuchert wurden, wenn ein starkes Unwetter drohte. Ihre Eigenschaft, Spannungen abzubauen, dürfte hier offenbar auf das Verhindern von Blitzeinschlägen übertragen worden sein. In vielen Regionen ist die Königskerze auch wichtiger Mittelpunkt des Kräuterbuschens zu Maria Himmelfahrt.

Die Blätter duften auf dem Stövchen bei mittlerer Hitze angenehm krautig und leicht honigartig.

## STEINKLEE *(Melilotus officinalis)*

***Blühendes Kraut***

### Eine heilsame Umarmung

**DUFT:** intensiv nach Heu duftend, süß-krautig, an Waldmeister erinnernd

**WIRKUNG:** schafft eine friedliche Atmosphäre, entspannend, beruhigend und daher für schlaffördernde Abendräucherungen gut geeignet, entkrampfend, stimmungsaufhellend, Schutzpflanze

**SAMMELHINWEISE:** Der „gelbe Honigklee" mag gerne steinig-kiesige Standorte ohne Staunässe und findet sich daher oft an Straßenrändern und auf Schuttplätzen.

**BESONDERHEITEN:** Ihren intensiven Duft haben alle Steinkleearten dem Inhaltsstoff Cumarin zu verdanken, der jedoch erst beim Welken freigesetzt wird.

### ELISABETH

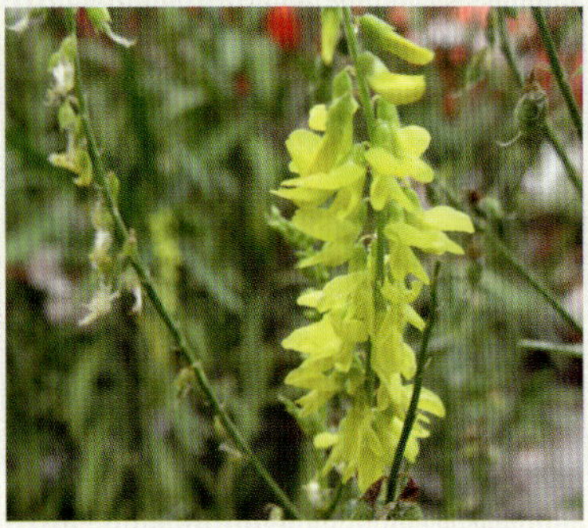

Ab Juni halte ich Ausschau nach dem Steinklee. An Bahndämmen oder auf Brachflächen steht er gerne. Ich liebe diesen angenehmen Duft nach Heu, der in der Natur heutzutage leider nur mehr selten unser Herz erfreut. Er bringt mir den Sommer ins Gemüt. So sind Wohlbefinden und Seelenwärme auch in der kalten Jahreszeit gesichert.

## RAINFARN *(Tanacetum vulgare)*

***Blühendes Kraut***

### Mutmacher

**DUFT:** frisch, krautig, leichte Noten von Kamille, Minze und Kampfer
**WIRKUNG:** raumreinigend und desinfizierend, stärkt das Selbstbewusstsein, gibt Kraft, abwehrstärkend, konzentrationsfördernd, klärend bei Streit, baut Spannungen ab, erdend, insektenvertreibend, Schutzpflanze
**BESONDERHEITEN:** Da auch der Duft eine leicht giftige und vor allem abortive Wirkung haben kann, sollten Schwangere unbedingt darauf verzichten.
Im hochwachsenden Rainfarn wird oft ein Neophyt vermutet, doch er ist schon sehr lange in Mitteleuropa beheimatet – so wurde er zumindest Ende des 8. Jahrhunderts in der Landgüterverordnung Karls des Großen als eine der 73 Nutz- und Kräuterpflanzen erwähnt, die damals in keinem Garten fehlen sollten.

## SOMMERFLIEDER *(Buddleja davidii)*

***Blüte***

### Umschwärmt

**DUFT:** schwer, süß, intensiv, parfümartig
**WIRKUNG:** stimmt fröhlich, Pflanze für die Lebensfreude, harmonisierend, bei Unruhe und Nervosität, aphrodisierend
**SAMMELHINWEISE:** Der Sommerflieder ist keine heimische Pflanze, hat sich aber ausgewildert und ist nun vor allem auf Ruderalflächen, alten Gleisanlagen, aber auch entlang von Bachläufen zu finden. Die Blütezeit beginnt ab Juni und reicht bis in den Spätsommer hinein.
**BESONDERHEITEN:** Beim sogenannten Schmetterlingsstrauch gibt es für den Garten verschiedenste Zierformen – allen gemeinsam ist der intensive Geruch der Blüten und die besondere Anziehungskraft auf Schmetterlinge und Insekten.

## WILDE MÖHRE *(Daucus carota)*

***Samen***

**In der Ruhe liegt die Kraft**

**DUFT:** warm, würzig, erdig, leicht süßlich und nach Suppenwürze
**WIRKUNG:** stärkt den Blick für das Wesentliche, zentrierend, beruhigend, wärmend, nervenstärkend, aphrodisierend, stressregulierend, fördert die Kreativität
**SAMMELHINWEISE:** Im Mittelpunkt jeder Doldenblüte sitzt eine schwarze Blüte. Mit dieser eindeutigen Bestimmungshilfe kann man sich die Plätze bereits im Sommer merken. Der Samenstand ist in unverkennbarer „Vogelnestform" einwärts gekrümmt.
**BESONDERHEITEN:** Die Wilde Möhre ist eine der Lieblingsfutterpflanzen der Schwalbenschwanzraupen und spielt auch als Nektarquelle zahlreicher Insekten eine ökologisch wertvolle Rolle.
Beim Räuchern auf dem Stövchen können auch die getrockneten Blüten der Wilden Möhre geräuchert werden – mit einem krautigen, angenehmen Duft. Die Samen entfalten ihr Aroma, wenn sie vor dem Räuchern gemörsert werden.

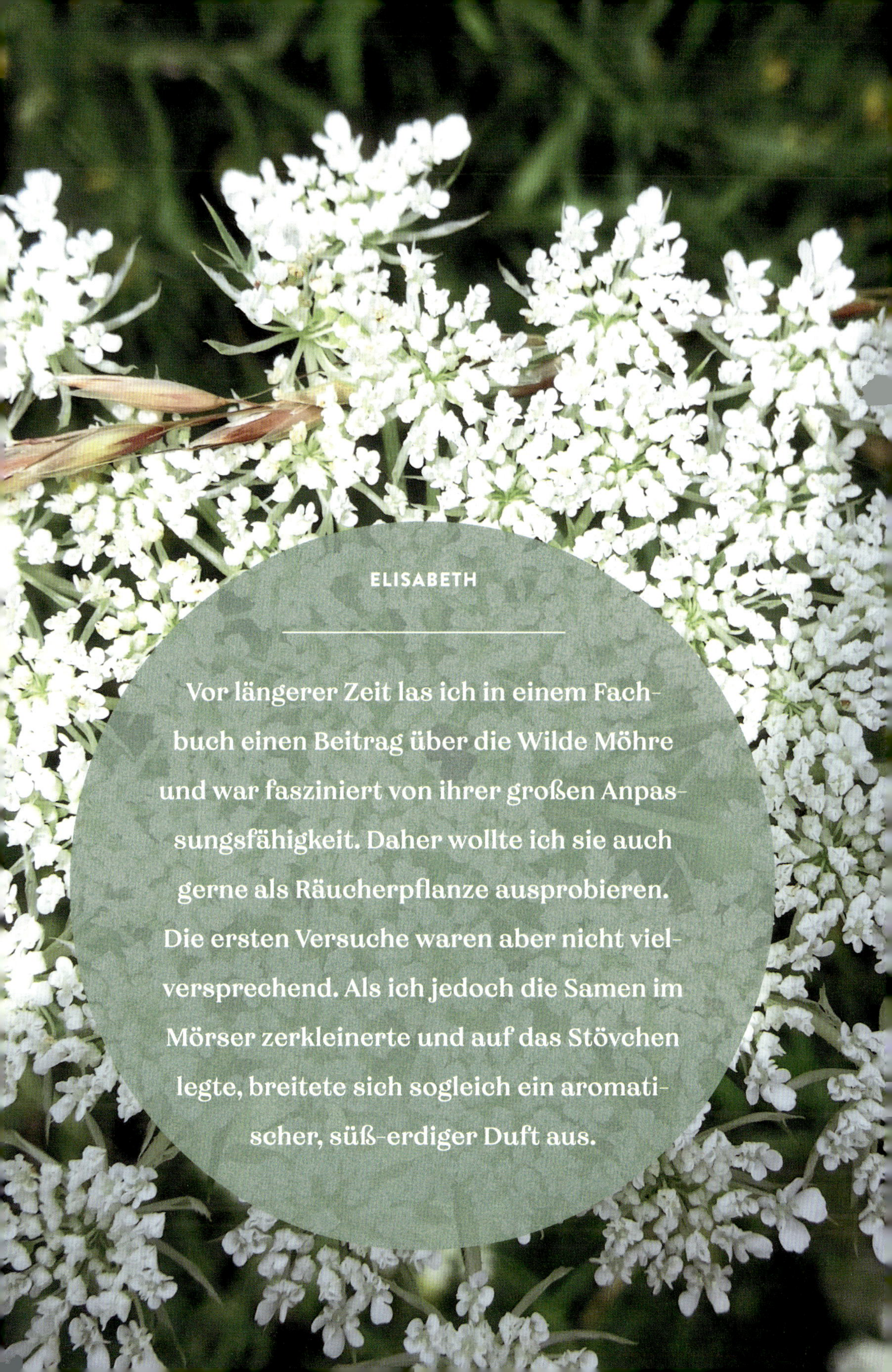

ELISABETH

---

Vor längerer Zeit las ich in einem Fachbuch einen Beitrag über die Wilde Möhre und war fasziniert von ihrer großen Anpassungsfähigkeit. Daher wollte ich sie auch gerne als Räucherpflanze ausprobieren. Die ersten Versuche waren aber nicht vielversprechend. Als ich jedoch die Samen im Mörser zerkleinerte und auf das Stövchen legte, breitete sich sogleich ein aromatischer, süß-erdiger Duft aus.

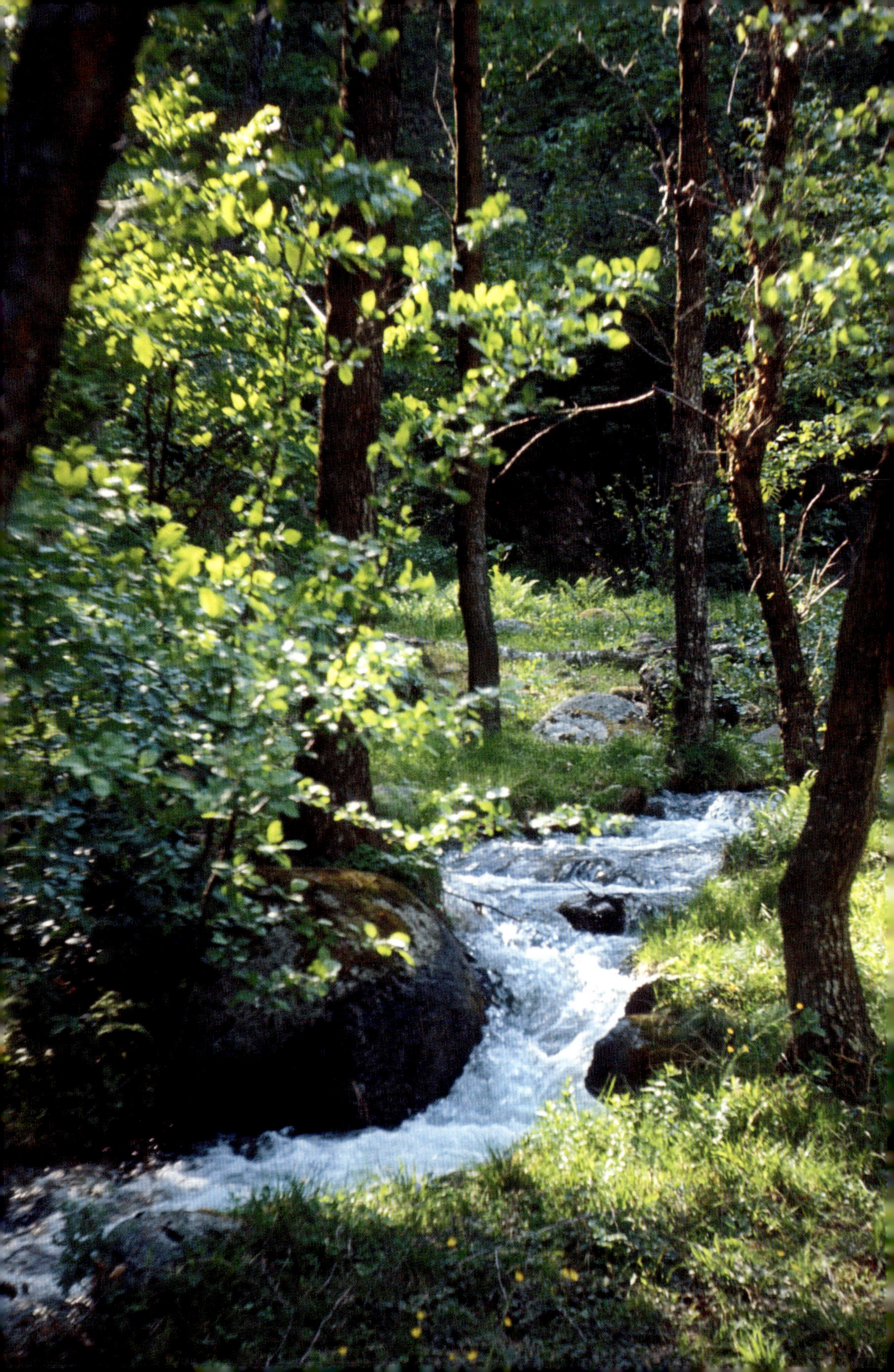

# FEUCHTWIESE UND UFER

VON BALDRIAN
BIS WEIDE

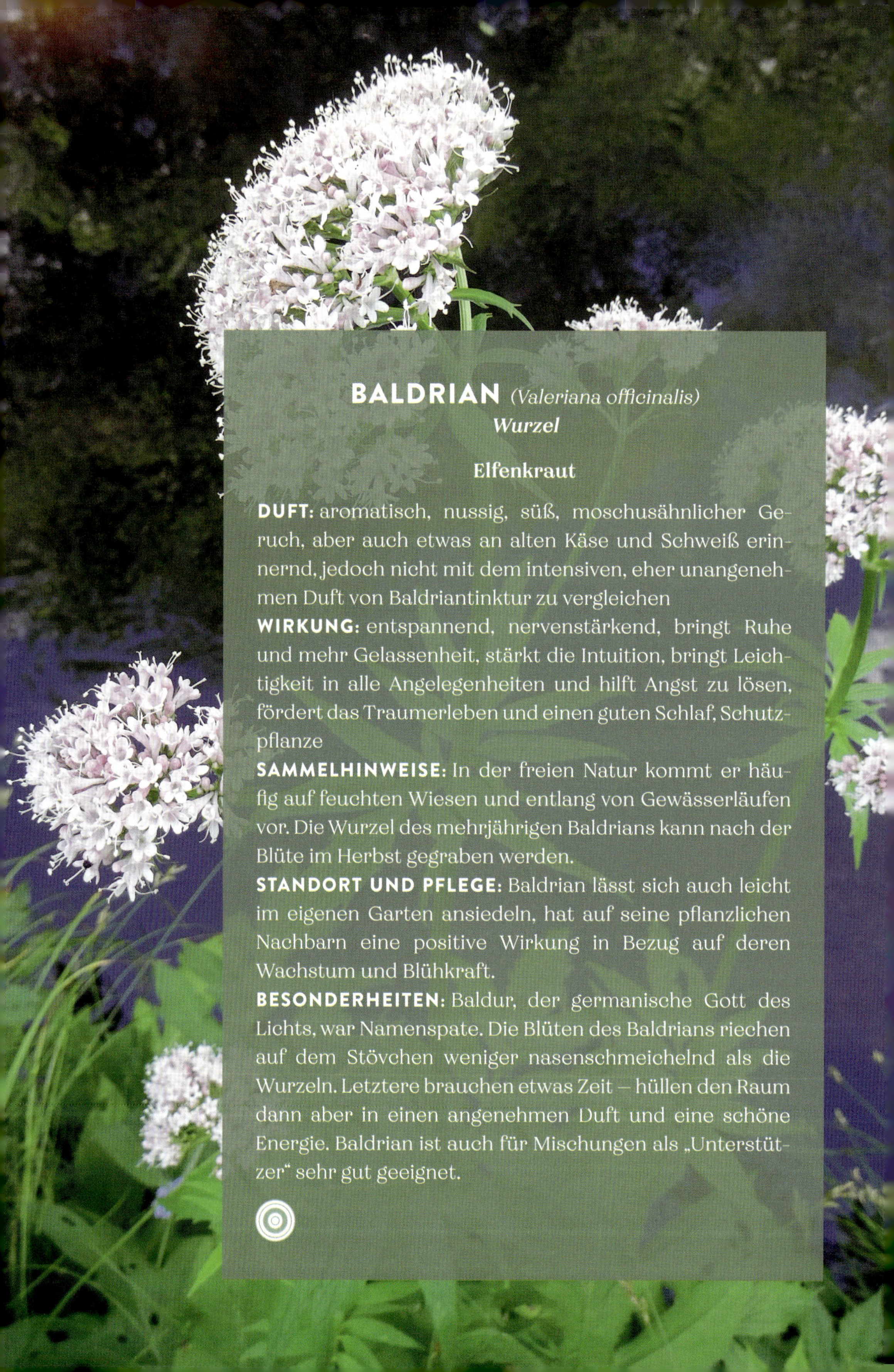

## BALDRIAN *(Valeriana officinalis)*

***Wurzel***

**Elfenkraut**

**DUFT:** aromatisch, nussig, süß, moschusähnlicher Geruch, aber auch etwas an alten Käse und Schweiß erinnernd, jedoch nicht mit dem intensiven, eher unangenehmen Duft von Baldriantinktur zu vergleichen

**WIRKUNG:** entspannend, nervenstärkend, bringt Ruhe und mehr Gelassenheit, stärkt die Intuition, bringt Leichtigkeit in alle Angelegenheiten und hilft Angst zu lösen, fördert das Traumerleben und einen guten Schlaf, Schutzpflanze

**SAMMELHINWEISE:** In der freien Natur kommt er häufig auf feuchten Wiesen und entlang von Gewässerläufen vor. Die Wurzel des mehrjährigen Baldrians kann nach der Blüte im Herbst gegraben werden.

**STANDORT UND PFLEGE:** Baldrian lässt sich auch leicht im eigenen Garten ansiedeln, hat auf seine pflanzlichen Nachbarn eine positive Wirkung in Bezug auf deren Wachstum und Blühkraft.

**BESONDERHEITEN:** Baldur, der germanische Gott des Lichts, war Namenspate. Die Blüten des Baldrians riechen auf dem Stövchen weniger nasenschmeichelnd als die Wurzeln. Letztere brauchen etwas Zeit – hüllen den Raum dann aber in einen angenehmen Duft und eine schöne Energie. Baldrian ist auch für Mischungen als „Unterstützer" sehr gut geeignet.

## ERLE *(Alnus glutinosa)*
### *Kätzchen*

### Schwellenhüterin – Baum der Moore und Hexen

**DUFT:** fruchtig-frisch, süß-holzig, nach Apfel
**WIRKUNG:** fördert die Standfestigkeit, verhilft zu mehr Ausdauer, fördert die Intuition, Begleiterin für Innenschau und spirituelles Wachstum, Schutzpflanze
**SAMMELHINWEISE:** Im zeitigen Winter, von November bis Dezember, werden die männlichen Blüten gepflückt und getrocknet.
**BESONDERHEITEN:** Bei bekannter Erlenpollenallergie dürfen die Kätzchen nicht verräuchert werden, die Verwendung von Erlenholz ist jedoch auch bei bekannten Allergien unbedenklich. Am besten duftet es mitsamt der Rinde und verströmt ein angenehm warmes Holzaroma.

### ELISABETH

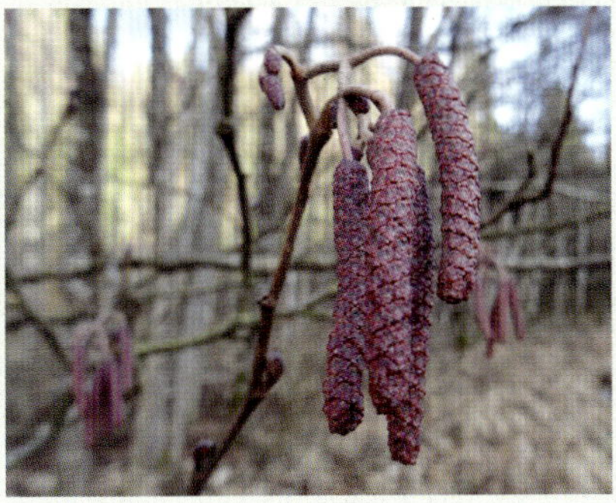

Mit dem außergewöhnlichen Duft von Erlenkätzchen kam ich das erste Mal in Kontakt, als ich vor einigen Jahren Erlenzucker herstellte. Ich war überrascht, dass die Kätzchen auf dem Stövchen ebenso herrlich nach Apfel riechen.

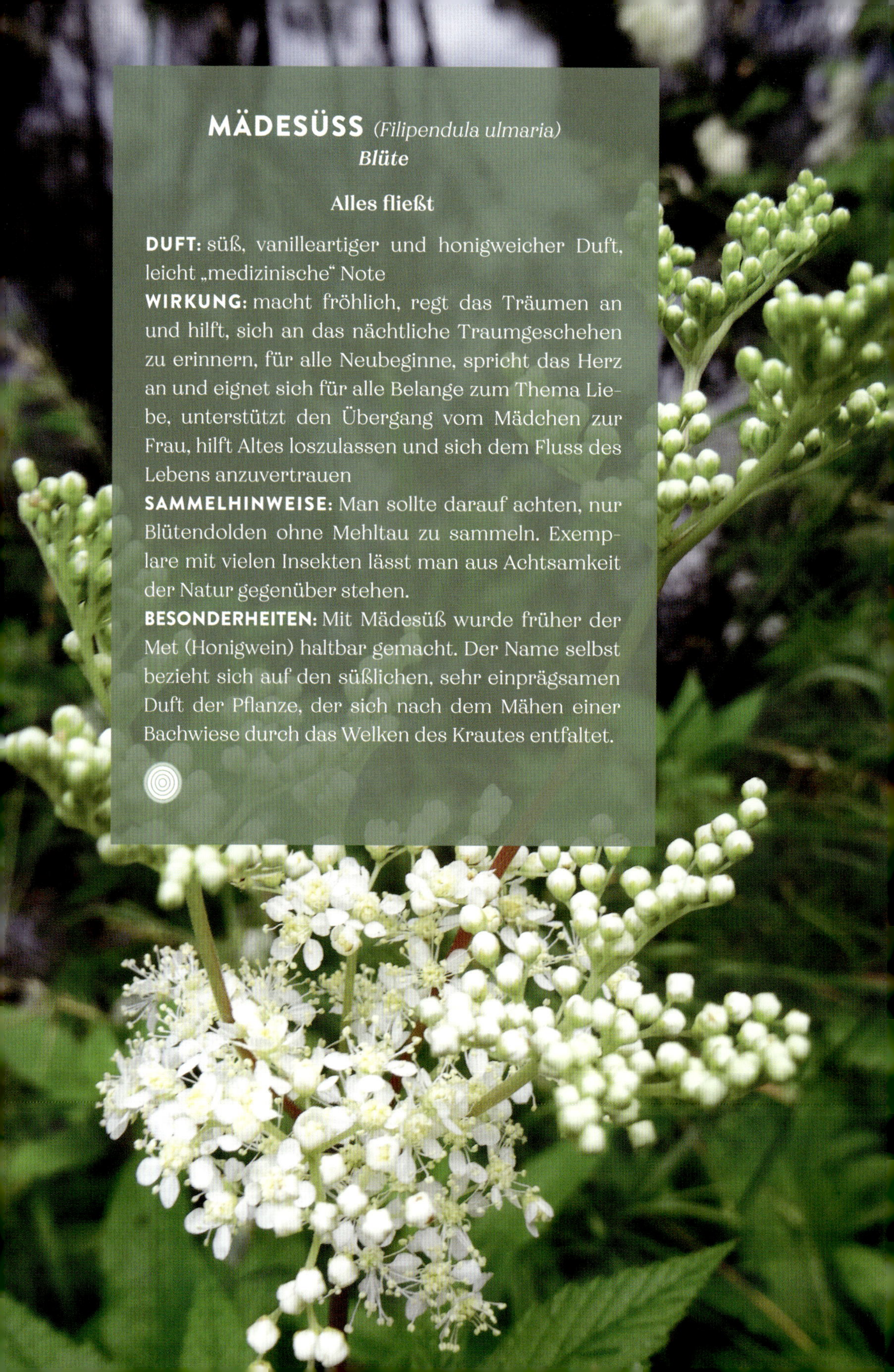

## MÄDESÜSS *(Filipendula ulmaria)*
***Blüte***

**Alles fließt**

**DUFT:** süß, vanilleartiger und honigweicher Duft, leicht „medizinische“ Note
**WIRKUNG:** macht fröhlich, regt das Träumen an und hilft, sich an das nächtliche Traumgeschehen zu erinnern, für alle Neubeginne, spricht das Herz an und eignet sich für alle Belange zum Thema Liebe, unterstützt den Übergang vom Mädchen zur Frau, hilft Altes loszulassen und sich dem Fluss des Lebens anzuvertrauen
**SAMMELHINWEISE:** Man sollte darauf achten, nur Blütendolden ohne Mehltau zu sammeln. Exemplare mit vielen Insekten lässt man aus Achtsamkeit der Natur gegenüber stehen.
**BESONDERHEITEN:** Mit Mädesüß wurde früher der Met (Honigwein) haltbar gemacht. Der Name selbst bezieht sich auf den süßlichen, sehr einprägsamen Duft der Pflanze, der sich nach dem Mähen einer Bachwiese durch das Welken des Krautes entfaltet.

## **PAPPEL** *(Populus tremula)*

***Knospe und Knospenhülle***

### Seelenbalsam

**DUFT:** süßlich-herb balsamisch, nach Propolis duftend, leicht pfeffriges Vanillearoma
**WIRKUNG:** beruhigend, zentrierend, stärkt das Selbstvertrauen, harmonisierend, Kraft gebend, begleitet Innenschau und Visionssuche, hilft Ängste zu lösen
**SAMMELHINWEISE:** Während man die lichthungrige (Zitter-)Pappel (auch Espe genannt) auch an trockenen Standorten findet, sind in den Auen vor allem die Silber-Pappel *(Populus alba)* und die Schwarz-Pappel *(Populus nigra)* heimisch. Je nach Pappelart können von März bis April, vor und nach dem Laubaustrieb, die harzreichen Knospen(hüllen) vom Boden aufgesammelt werden. Neben einer guten Artenkenntnis braucht es trockenes Wetter, um hochwertiges Räuchergut zu erhalten. Am Baumstamm selbst kann man leider kein Harz finden, dieses wird nur für die Knospen in meist recht luftiger Höhe produziert. Auf die Knospen von ganz jungen Pappeln sollte verzichtet werden, weil sie wichtig für die weitere Entwicklung des Baums sind.
**BESONDERHEITEN:** Die anderen Pflanzenteile wie Holz und Blätter kommen an das außergewöhnliche Aroma der harzreichen Knospen nicht heran und sind auf dem Stövchen vom Duft her eher enttäuschend.

### ELISABETH

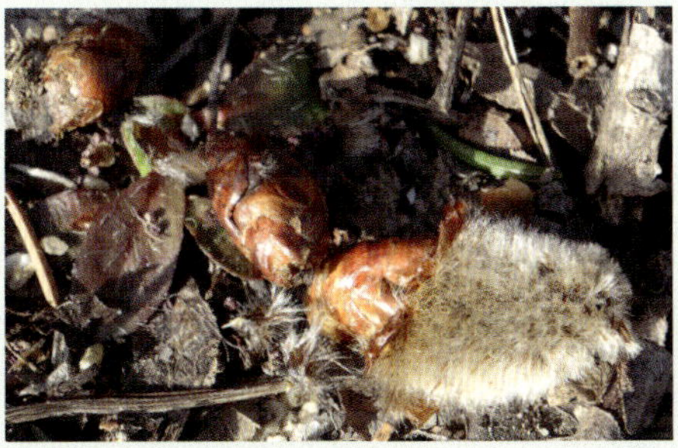

Vor drei Jahren wollte ich Pappelknospensalbe herstellen. Weil mir dafür dann doch die Zeit fehlte, habe ich die Knospen und jungen Blätter der Pappel getrocknet. Als ich sie auf das Stövchen legte, breitete sich bald ein unglaublich guter, süßlicher Duft nach Propolis aus.

## TRAUBENKIRSCHE *(Prunus padus)*

***Holz mit Rinde***

Tänzerin der Auen

**DUFT:** holzig, leicht süßlich, mit Bittermandel-Vanille-Aroma
**WIRKUNG:** erfreut das Herz und bringt Leichtigkeit, harmonisierend, sinnlich
**SAMMELHINWEISE:** Das Holz wird mitsamt der Rinde und den Knospen vorzugsweise im Winter gesammelt. Beim Sammeln in der Natur kann die Traubenkirsche leicht mit dem Faulbaum oder der Hasel verwechselt werden. Vorzugsweise merkt man sich die Standorte, wenn die Bäume im Frühling üppig blühen.
**BESONDERHEITEN:** Die auch als „Elexn" bekannte Traubenkirsche trägt im Englischen den Namen *bird cherry.* Während es viele Vogelarten auf die bittersüßen Kirschen abgesehen haben, bietet der strauchartige Baum auch vielen weiteren Tieren wertvollen Lebensraum und Nahrung. Siedelt man sie im eigenen Garten an, leistet man nicht nur einen ökologisch wertvollen Beitrag: Schon ab Ende April schmeichelt die Traubenkirsche als Zierpflanze mit ihren vor allem abends betörend duftenden weißen Blütenrispen.
Neben dem Holz mit seinen Knospen können auch die Blüten und jungen Blätter verräuchert werden. Sie entfalten vorzugsweise am Stövchenrand ihr schönes süßlich-blumiges Aroma.

## WEIDE *(Salix alba)*

***Rinde***

Die Bewegliche

**DUFT:** frisch, holzig-süßlich, honigartig
**WIRKUNG:** ausgleichend, nervenstärkend, fördert Beweglichkeit und Flexibilität, schenkt gleichermaßen Vitalität und Ruhe, unterstützt das Selbstbewusstsein, Schutzpflanze
**SAMMELHINWEISE:** Die Rinde wird im zeitigen Frühjahr gesammelt. Am besten schneidet man dafür einige zweijährige Äste sauber mit einer Gartenschere ab und entrindet sie zuhause.
**BESONDERHEITEN:** Salicyl, der Hauptwirkstoff der Weidenrinde, ist chemisches Vorbild für das bekannte Medikament Aspirin.

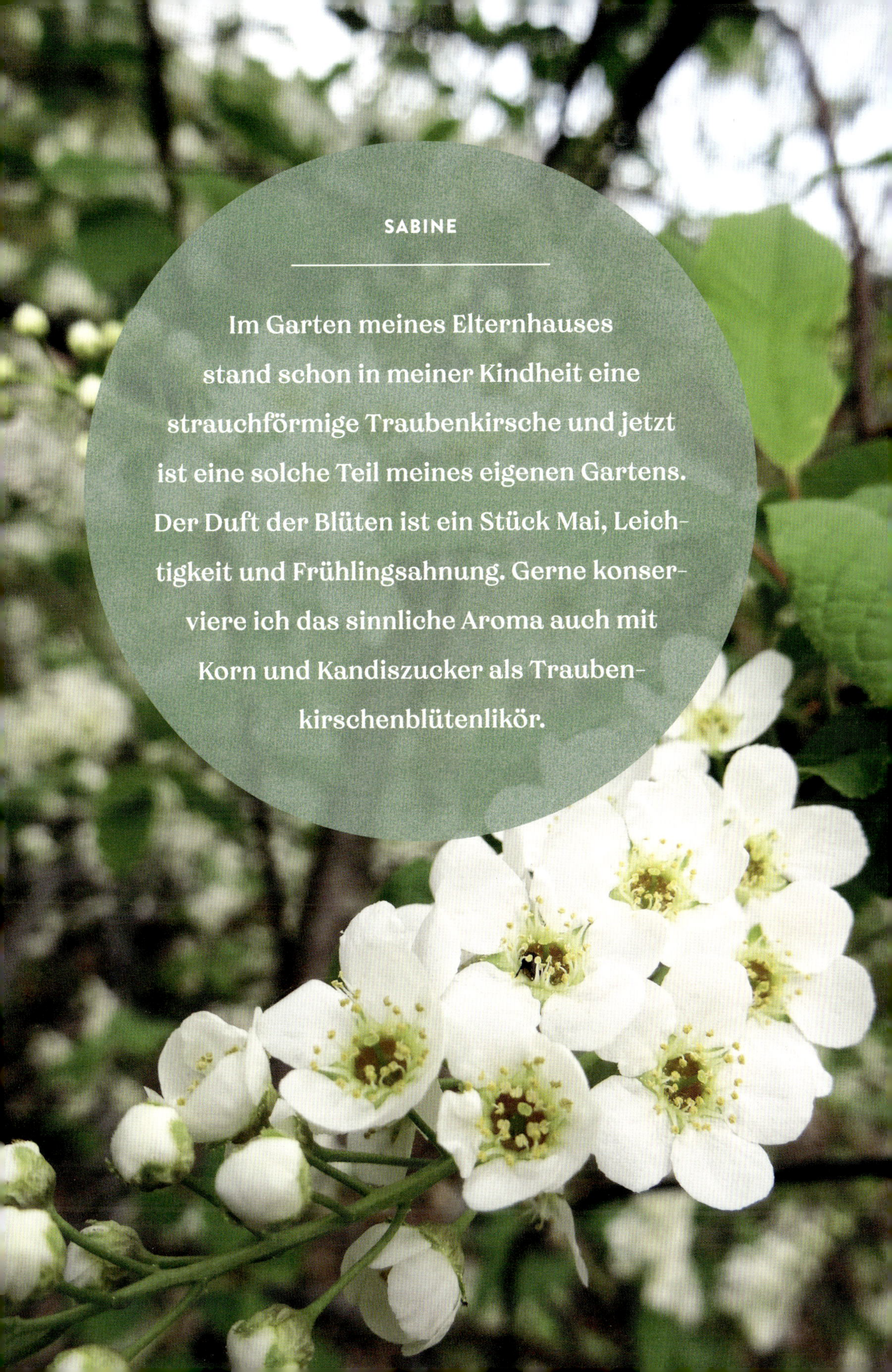

## SABINE

Im Garten meines Elternhauses stand schon in meiner Kindheit eine strauchförmige Traubenkirsche und jetzt ist eine solche Teil meines eigenen Gartens. Der Duft der Blüten ist ein Stück Mai, Leichtigkeit und Frühlingsahnung. Gerne konserviere ich das sinnliche Aroma auch mit Korn und Kandiszucker als Traubenkirschenblütenlikör.

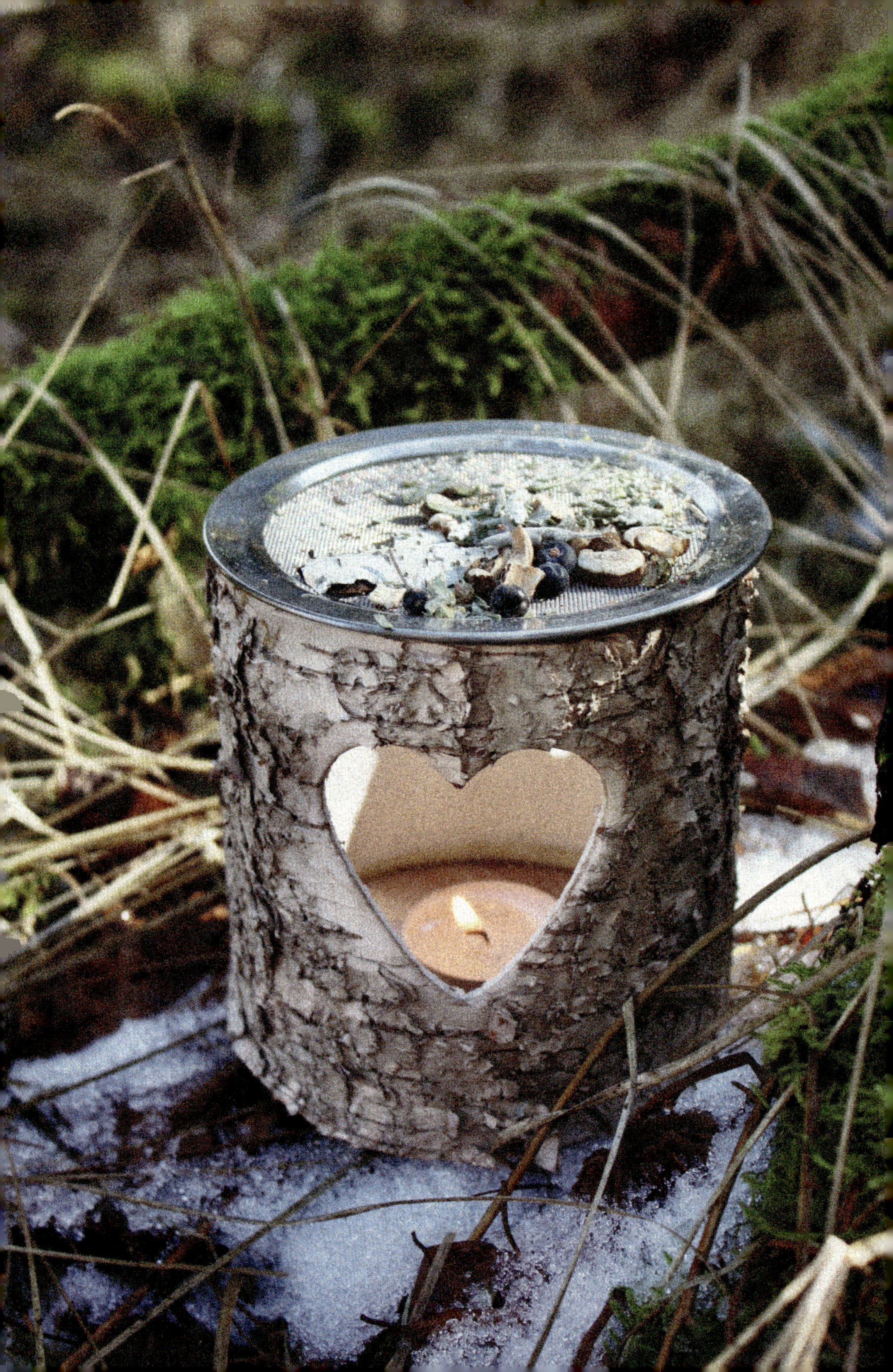

# RÄUCHER-MISCHUNGEN

VON LÖWENMUT
UND GLÜCKSMOMENTEN

## MÖRSERN, MIXEN UND EIN BISSCHEN

# ZAUBERN

Räuchermischungen herzustellen ist keine große Hexerei. Es gibt nur wenige Punkte zu beachten und die Wahrscheinlichkeit, etwas grundlegend „falsch" zu machen, ist nahezu ausgeschlossen.

Das Räuchergut sollte zuvor möglichst unzerkleinert aufbewahrt worden sein. So ist gewährleistet, dass die flüchtigen ätherischen Öle erst beim Zerkleinern freigesetzt werden. Mischungen stellt man daher am besten kurz vor dem Verräuchern oder in entsprechend kleinen Mengen her. Beim Zusammenstellen von Räucherkompositionen kann man sich entweder an der gewünschten Wirkung orientieren oder kombiniert Pflanzen, die auch in der Natur in Gemeinschaft wachsen (zum Beispiel Silberweide und Mädesüß). Es ist auch möglich, ganz einfach aus dem Bauchgefühl heraus zu „zaubern". Solch intuitive Mi-

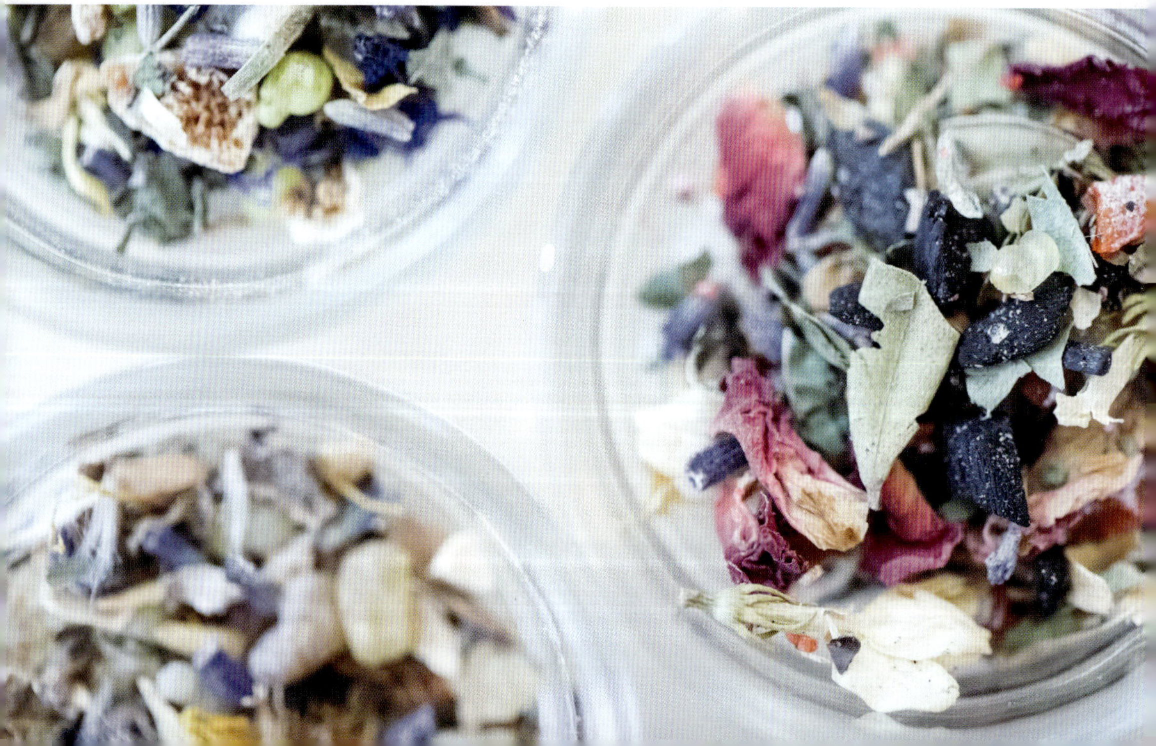

schungen sind in der Regel besser als manches Rezept, weil hier genau die Pflanzen gewählt werden, mit denen man in Resonanz geht oder die man für die aktuelle Situation am besten gebrauchen kann.

Als grobe Empfehlung lässt sich nur sagen, dass es vorteilhaft ist, nicht mehr als neun Kräuter zu kombinieren und sehr stark duftendes Räuchergut wie Lavendel, Muskatellersalbei, Gewürze oder Harze sehr sparsam zu verwenden. Hat man sich für eine Mischung entschieden, wird sie vorzugsweise in einem Mörser zerkleinert. Im Handel gibt es Exemplare aus Stein und Keramik, die alle gleichermaßen ihren Zweck erfüllen. Pflanzenstängel lassen sich mit dem Stößel meist schwer verreiben, hier kann man das Räuchergut auch per Hand zerpflücken. Sehr harte Holz- oder Wurzelstücke brauchen mitunter die Zuhilfenahme einer Gartenschere oder Gewürzmühle. Die Räuchermischung kann bis zur Verwendung in kleinen Gläschen oder Phiolen gelagert werden und sollte, um dem natürlichen Effekt des Vergessens vorzubeugen, etikettiert sein.

**TIPP**

**Teemischungen sind oftmals auch sehr ausgewogene Räucherkompositionen.**

**SABINE**

Zum Herstellen einer Räuchermischung stelle ich mich vor mein umfangreiches Kräuterregal und greife ohne langes Überlegen in meine Sammlung. Was vielleicht chaotisch anmutet, wird stets zu einer spannenden Duftreise und zu einer Art Kräuter-Erzählung. Ich persönlich verwende nicht nur besonders gut duftende Kräuter, sondern auch weniger intensive Pflanzen, die aber besondere Wirkungen zeigen oder für gewisse Themen stehen. Als letztes Räuchergut füge ich der Mischung in kleiner Menge aber immer noch mindestens eine besonders aromatische Zutat bei – etwa ein Harz oder Gewürz.

## ANREGUNGEN FÜR RÄUCHERMISCHUNGEN

*Unsere Kreationen stellen praktisch erprobte Ideen dar. Fehlende Zutaten können intuitiv weggelassen oder durch ein anderes stimmiges Räuchergut ersetzt werden. Die Mengenangaben sind nur Richtwerte und helfen dabei, selbst ein Gefühl für das Mischen zu bekommen. Bei Mischungen mit Harzen ist beim Verräuchern immer darauf zu achten, einen Räucherteller oder Ähnliches als Siebschutz zu verwenden.*

#### EMPFEHLUNGEN VON ELISABETH:

### LÖWENMUT

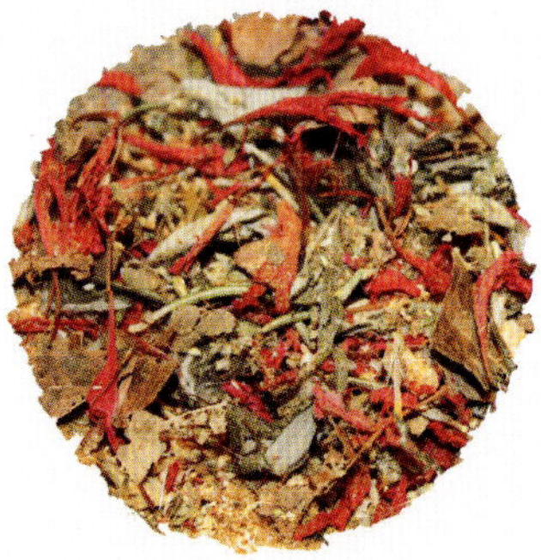

*½ Teil Fichtenharz, ½ Teil Löwenzahnwurzel, ¼ Teil Kurkumawurzel bzw. -pulver, 1 Teil Angelikawurzel, 1 Teil Eichenlaub, 1 Teil Beifuß, ½ Teil Rosmarinnadeln, ½ Teil blühendes Steinkleekraut, 1 Teil Goldmelissenblüten, ½ Teil Löwenzahnblüten*

Zuerst das Fichtenharz mörsern, im zweiten Schritt alle Wurzeln zerkleinern. Anschließend das Eichenlaub, die Beifußblätter und die Rosmarinnadeln klein zupfen. Zum Schluss die Blüten leicht anmörsern und alles miteinander vermischen.

## SEELENBALSAM

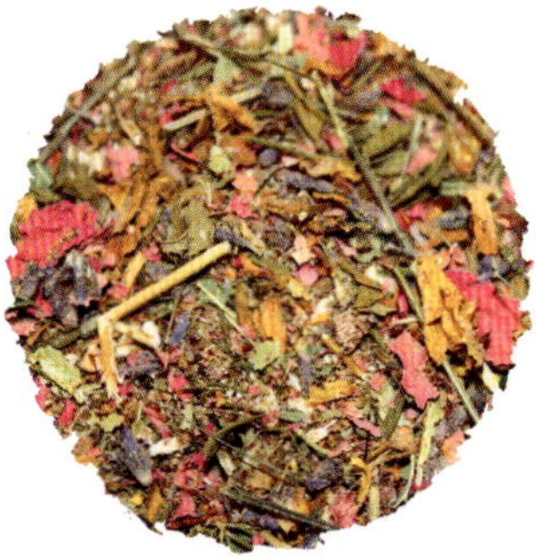

*½ Teil Alantwurzel, 1 Teil Nelkenwurzwurzel, ⅛ Teil Tonkabohne, ½ Teil Anis, ½ Teil Lindenblüten, ½ Teil Königskerzenblüten, 1 Teil Rosenblüten, 1 Teil Lavendelblüten, 1 Teil Johanniskraut*

Zuerst Wurzeln, Tonkabohne und Samen vermörsern, anschließend die Blüten zerkleinern und beimengen.

## KINDERLEICHT

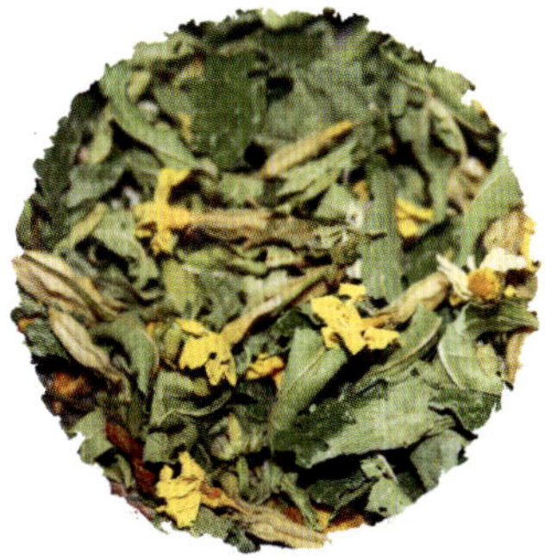

*½ Teil Anis, ¼ Teil Zimtstange, 1 Teil Melisse, ¼ Teil Zitronenverbene, 1 Teil Kamillenblüten, 1 Teil Schlüsselblumenblüten*

Zuerst den Anis mörsern, den Anteil Zimtstange zerkleinern und mörsern, anschließend Melisse und Zitronenverbene, am Schluss die Blüten anmörsern und alles mischen.

## HELLWACH

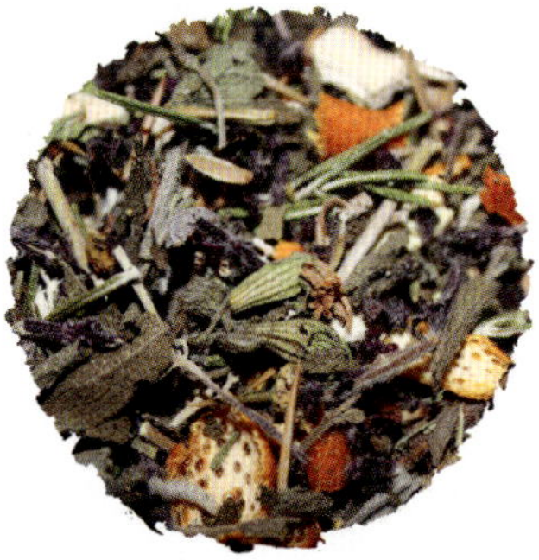

*½ Teil Kalmuswurzel,
¼ Teil Wacholderbeeren,
½ Teil Wacholdernadeln,
1 Teil Salbeiblätter, ½ Teil Bohnenkraut, ½ Teil Rosmarinnadeln,
1 Teil Basilikum(blüten),
½ Teil Orangenschale*

Zuerst die Kalmusstücke mörsern, dann die Wacholderbeeren und -nadeln, anschließend Salbei, Bohnenkraut und Rosmarin, am Schluss Basilikum und Orangenschale zerkleinern und alles vermengen.

## RAUMREINIGUNG

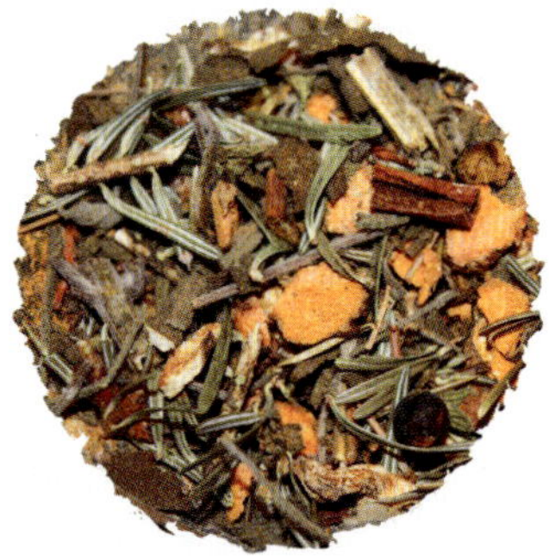

*2 Teile Tannennadeln,
1 Teil Wacholdernadeln,
2 Teile Salbeiblätter, 1 Teil Wacholderbeeren, je ½ Teil Fichten- und Kiefernharz, ½ Teil Zimtstange, 1 Teil Kurkumawurzel,
½ Teil Engelwurzwurzel*

Die Tannen- und Wacholdernadeln ebenso wie die Salbeiblätter zerkleinern, die Wacholderbeeren im Mörser andrücken, Fichten- und Kiefernharz im Mörser zerstoßen, Zimtstange in kleine Teile brechen, Kurkuma- und Engelwurzwurzel in kleine Teile schneiden. Alle Zutaten gut durchmischen.

EMPFEHLUNGEN VON SABINE:

## GLÜCKSMOMENT

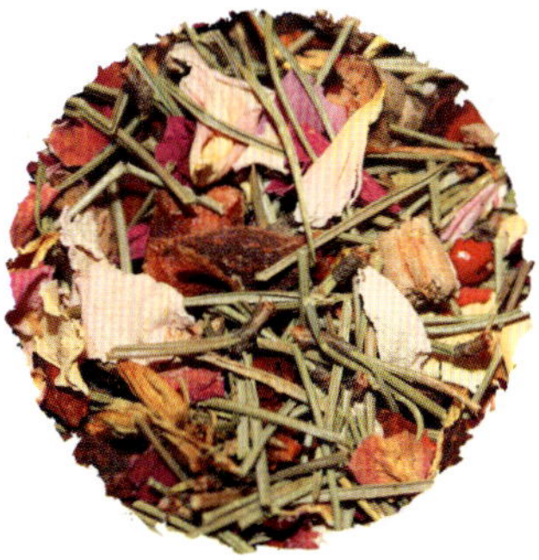

*2 Teile Ebereschenholz,*
*2 Teile Kiefernadeln,*
*2 Teile Sternanis,*
*½ Teil Gewürznelke,*
*1 Teil Rosa Pfeffer,*
*2 Teile (Duft-)Rosenblüten,*
*1 Teil Johanniskraut*

Das Ebereschenholz zerkleinern, die Kiefernnadeln klein schneiden, Sternanis und Gewürznelken mit dem Mörser zerstoßen, den Rosa Pfeffer etwas anmörsern, Rosenblüten und Johanniskraut zerpflücken und alles miteinander vermischen.

## HEXENFLUG

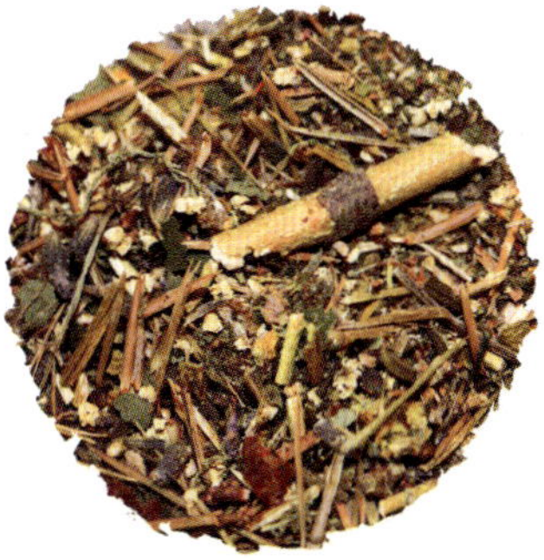

*2 Teile Wacholderzweige,*
*2 Teile Faulbaumholz,*
*½ Teil Eibenzweige, 1 Teil (Apfelbaum-)Mistel, 1 Teil Holunderblüten, 1 Teil Haselnussblätter, ½ Teil Lavendelblüten, 1 Teil Haselwurzwurzel, etwas Muskatnuss*

Alle verholzten Ingredienzien gut zerkleinern, feinere Inhaltsstoffe zerzupfen und mörsern und die Muskatnuss darüberreiben. Alles vermengen.

Bei Bedenken gegenüber der giftigen Eibe oder als Ersatz für die schwerer zu bekommende Haselwurz kann etwas Lorbeerblatt verwendet werden. Bei so vielen „Zauberkräutern" sollte man nach dem Verräuchern immer sehr gut lüften. Eine stabile Gemütslage ist Voraussetzung.

## ZWEISAM

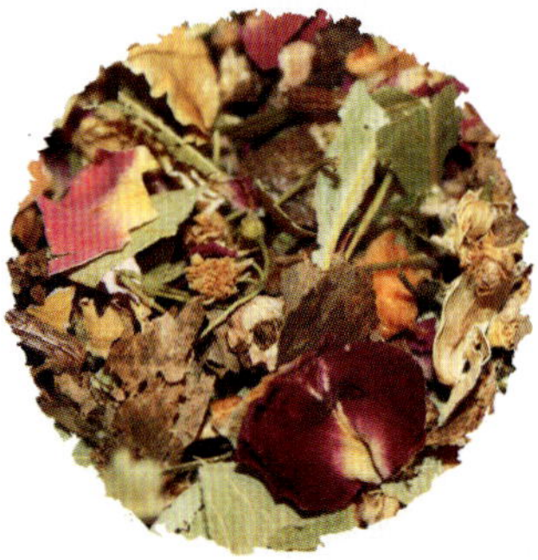

*1 Teil Eichenholz und -laub, ¼ Teil Engelwurzwurzeln, ¼ Teil Kardamomkapseln, 1 Teil Lindenblüten, 1 Teil Duftrosenblätter, ⅓ Teil Apfel*

Zunächst werden Eichenholz und Engelwurzwurzeln zerkleinert und mit den Kardamomkapseln grob angemörsert. Die Lindenblüten, Rosenblätter und Apfelstücke werden händisch zerpflückt und mit den anderen Zutaten im Mörser noch weiter zerkleinert. Liebevolle Gedanken dürfen diese Arbeit begleiten, bevor der Duft auf dem Stövchen den Raum durchwebt.

## TAGESAUSKLANG

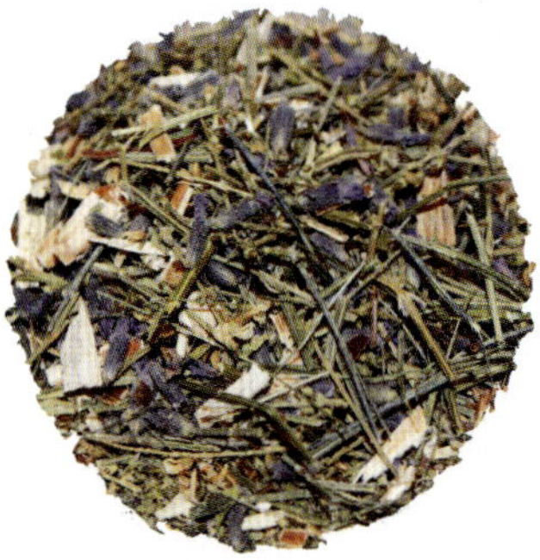

*½ Teil Baldrianwurzel, 1 Teil Lavendelblüten, 1 Teil blühendes Steinkleekraut*

Die Wurzel zerkleinern, Lavendelblüten und Steinklee mit den Händen zerzupfen, alles gemeinsam im Mörser weiter zerstoßen und mischen.

## WEIHNACHTS-ERINNERUNG

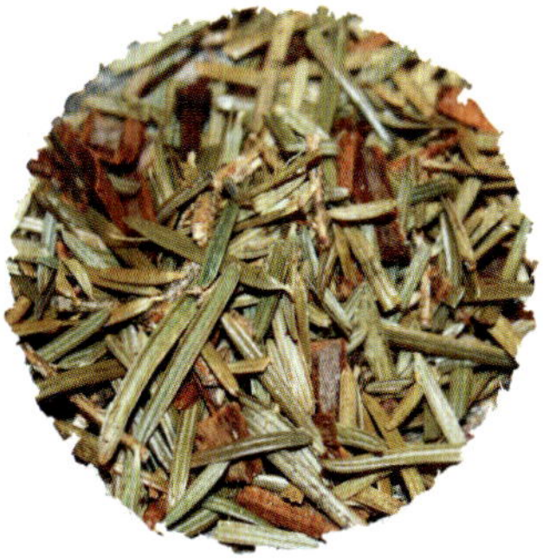

*3 Teile Tannenreisig,*
*1 Teil Zimtstange,*
*1 Teil Gewürznelken*

Zuerst bricht man das Reisig in kleine Stücke, fügt Zimt und Nelken hinzu und zerkleinert alles grob im Mörser. Wenn Zimt- und/oder Nelkenpulver verwendet werden, empfiehlt es sich, die Mischung nicht direkt auf das Stövchensieb, sondern auf einen Räucherteller zu geben.

### SABINE

Räuchermischungen herzustellen ist im wahrsten Sinne des Wortes kinderleicht. Von meinen Räucherexperimenten nicht ganz unberührt geblieben, machte sich mein Achtjähriger selbst daran, eine Mischung zusammenzustellen. Dafür holte er Blätter vom Phlox aus dem Garten und zerpflückte diese. Dann sammelte er aus dem nahen Wald einige grüne Kiefernnadeln und trockenes Fichtenharz. Die Nadeln schnitt er mit einem Messer klein, das Fichtenharz war beim Sammeln bereits feinkrümelig geworden. Zuletzt zerschlug er mit einem Hammer eine Kastanie und fügte seiner Mischung noch einige Teile davon bei. Mehr oder weniger geduldig wartete er, bis seine Mischung trocken war und wir sie verräuchern konnten. Da sie auch Harz enthielt, gaben wir alles auf einen Räucherteller, zwischen Mitte und äußerem Rand. Und ja, der Duft war unglaublich gut und harmonisch – wie ein herzöffnender Waldspaziergang.

# WIRKUNGSTABELLE

| GEWÜRZE UND LEBENSMITTEL | belebend, Kraft gebend | beruhigend, entspannend | konzentrationsfördernd, klärend | stimmungsaufhellend, antidepressiv | sinnlich, für die Liebe | ausgleichend, harmonisierend | gesundheitsfördernd | segnend | reinigend | Schutzpflanze | insektenvertreibend | fördert Träume und Hellsicht | fördert Kreativität | Begleiter für Innenschau und Meditation |
|---|---|---|---|---|---|---|---|---|---|---|---|---|---|---|
| Alant | ● | | ● | ● | | ● | | | ● | ● | | | | |
| Anis | | ● | ● | ● | ● | | ● | | | | | | | |
| Anis-Ysop | ● | | | ● | | | | | ● | | | | | |
| Apfelbaum | | | | ● | ● | | | ● | | ● | | | | |
| Baldrian | | ● | ● | ● | | | | | | ● | | ● | | ● |
| Basilikum | ● | ● | ● | ● | | ● | | | | ● | | | | |
| Beifuß | ● | ● | ● | ● | | | ● | ● | ● | ● | | ● | | ● |
| Besenheide | | | | ● | | | | ● | | | | | | |
| Bibernelle | ● | ● | | ● | | | | ● | | | | | | |
| Birke | ● | | | | | ● | | ● | ● | | | | ● | |
| Blaubeere | ● | | ● | | | ● | | | | ● | | ● | | |
| Bohnenkraut | ● | | ● | ● | ● | ● | ● | | ● | ● | | | | |
| Brombeere | ● | ● | ● | | | ● | | | | ● | | | | |
| Currykraut | ● | | | ● | | ● | | | | | | | | |
| Dill | ● | ● | | ● | | ● | | | | ● | | | | |
| Dost | ● | | ● | | | ● | ● | | ● | ● | | | | |
| Duftpelargonie | ● | | | | | ● | | | | | ● | | | |
| Eberesche | ● | ● | ● | | | | | ● | | ● | | ● | | ● |
| Eberraute | ● | | ● | | | | ● | | ● | ● | ● | | | |
| Eibe | | | ● | | | | | | | ● | | ● | | ● |
| Eiche | ● | | ● | | | | | | | ● | | | | ● |
| Engelwurz | ● | | | ● | | ● | | ● | ● | ● | | | | |
| Erle | ● | | | | | | | | | ● | | ● | | ● |
| Esche | ● | | ● | | | ● | | | | ● | | | | ● |
| Faulbaum | | ● | ● | | | ● | | | ● | | | ● | | ● |
| Fichte | | | ● | ● | | | ● | ● | ● | | | | | ● |

| | belebend, Kraft gebend | beruhigend, entspannend | konzentrationsfördernd, klärend | stimmungsaufhellend, antidepressiv | sinnlich, für die Liebe | ausgleichend, harmonisierend | gesundheitsfördernd | segnend | reinigend | Schutzpflanze | insektenvertreibend | fördert Träume und Hellsicht | fördert Kreativität | Begleiter für Innenschau und Meditation |
|---|---|---|---|---|---|---|---|---|---|---|---|---|---|---|
| Flieder | | ● | | ● | ● | | | ● | | ● | | | | |
| Fliegenpilz | | | | ● | | | | | | | | ● | | ● |
| Frauenhaarmoos | | ● | ● | | | | ● | ● | | | | | | ● |
| Galgant | ● | | ● | ● | ● | | ● | | | | | | | |
| Geißblatt | | ● | | ● | ● | | | | | | | | | |
| Gewürznelke | ● | | | ● | ● | ● | ● | | ● | | ● | | | |
| Goldmelisse | ● | ● | ● | ● | | | | | | | | | | |
| Hanf | | ● | | | | | ● | | | | | ● | | ● |
| Hasel | ● | | | ● | ● | | | ● | | ● | | ● | ● | ● |
| Haselwurz | ● | | | | | | ● | ● | | ● | | ● | ● | ● |
| Heiligenkraut | | | ● | | | ● | ● | | ● | | ● | | | |
| Holunder | | ● | | | | ● | | ● | | ● | | ● | | ● |
| Honig | | ● | | ● | | ● | | | | | | | | |
| Ingwer | ● | | ● | ● | ● | ● | ● | | ● | | | | | |
| Johannisbeere | ● | | | ● | ● | ● | | | | | | | ● | |
| Johanniskraut | | ● | | ● | | ● | | | | ● | | | | |
| Kaffee | ● | | ● | | | | | | | | ● | | ● | |
| Kalmus | ● | | ● | | ● | | | | | | | | ● | ● |
| Kamille | | ● | | | | ● | | ● | | | | | | |
| Kardamom | | | | ● | ● | ● | ● | | | | | | | |
| Kiefer | ● | ● | ● | ● | | ● | ● | | ● | | | | | |
| Kokosflocken | | ● | | | ● | | | | | | | | | |
| Königskerze | ● | | ● | ● | | | | ● | ● | ● | | ● | | ● |
| Koriander | | | | ● | ● | ● | | | | ● | | | | |
| Kurkuma | ● | | | ● | ● | ● | ● | | ● | ● | | | | |
| Lärche | | | ● | | | ● | ● | ● | ● | ● | | | | |
| Lavendel | | ● | ● | ● | | | ● | | ● | | ● | | | |
| Lebensbaum | ● | | ● | | | | | | ● | ● | | | | ● |

| | belebend, Kraft gebend | beruhigend, entspannend | konzentrationsfördernd, klärend | stimmungsaufhellend, antidepressiv | sinnlich, für die Liebe | ausgleichend, harmonisierend | gesundheitsfördernd | segnend | reinigend | Schutzpflanze | insektenvertreibend | fördert Träume und Hellsicht | fördert Kreativität | Begleiter für Innenschau und Meditation |
|---|---|---|---|---|---|---|---|---|---|---|---|---|---|---|
| Liebstöckel | ● | | | ● | ● | | | | | ● | | | | |
| Linde | | ● | | ● | ● | ● | | ● | | | | | | |
| Lorbeer | | | ● | ● | | | | | ● | ● | | ● | ● | ● |
| Löwenzahn | ● | ● | | ● | | | | | | ● | | ● | | ● |
| Mädesüß | | | | ● | ● | | | | | | | ● | | |
| Magnolie | | ● | | ● | ● | ● | | ● | | | | | ● | |
| Meisterwurz | ● | | ● | ● | | | ● | | ● | ● | | | ● | |
| Mistel | | | | | | ● | | ● | ● | ● | | ● | | ● |
| Muskatellersalbei | | ● | | ● | ● | ● | | | | | | | ● | ● |
| Muskatnuss | ● | | ● | | ● | ● | | | | ● | | ● | | ● |
| Nelkenwurz | ● | ● | | | | ● | | | ● | ● | | | | |
| Orange | | | | ● | | ● | ● | | ● | | | | | |
| Pappel | ● | ● | ● | | | ● | | | | | | ● | | ● |
| Parasol | ● | | | | ● | | | | | | | | | |
| Pfefferminze | ● | | ● | | | | ● | | ● | ● | | | | |
| Pfifferling | | | | ● | | | | | | | | | | |
| Pfingstrose | | ● | | ● | ● | | | | | | | | | ● |
| Pflaumenflechte | | | | | ● | ● | | | | | | | | ● |
| Piment | | ● | | ● | | | | | | | | | ● | |
| Quendel | ● | | ● | ● | | | ● | | ● | ● | ● | | | |
| Quitte | | ● | | ● | ● | ● | | | | | | | ● | |
| Rainfarn | ● | | ● | | | | ● | | ● | ● | ● | | | |
| Rosa Pfeffer | ● | | ● | ● | ● | | | | | | | | | |
| Rose | | ● | | ● | ● | ● | ● | | | | | | | ● |
| Rosmarin | ● | | ● | | | ● | ● | | ● | ● | | | | |
| Rosskastanie | ● | | ● | | | | | | | | | | | |
| Ruchgras | | ● | | ● | | | | | | | | | | |
| Safran | | ● | | ● | ● | ● | | | | | | | | ● |

| | belebend, Kraft gebend | beruhigend, entspannend | konzentrationsfördernd, klärend | stimmungsaufhellend, antidepressiv | sinnlich, für die Liebe | ausgleichend, harmonisierend | gesundheitsfördernd | segnend | reinigend | Schutzpflanze | insektenvertreibend | fördert Träume und Hellsicht | fördert Kreativität | Begleiter für Innenschau und Meditation |
|---|---|---|---|---|---|---|---|---|---|---|---|---|---|---|
| Salbei | ● | | ● | | | | ● | | ● | ● | | | | |
| Schafgarbe | ● | ● | ● | ● | | | ● | | ● | ● | | ● | | ● |
| Schlüsselblume | | ● | | ● | | | | | | ● | | | | |
| Sommerflieder | | ● | | ● | ● | ● | | | | | | | | |
| Sonnenblume | ● | | | ● | | ● | | | | ● | | | | |
| Steinklee | | ● | | ● | | ● | | | | ● | | | | |
| Steinpilz | | | ● | | | | | | | | | | | |
| Sternanis | | ● | | | | ● | ● | | ● | | | | | ● |
| Tonkabohne | | ● | | ● | ● | | | | | | | | | ● |
| Tanne | ● | | ● | | | ● | ● | | ● | ● | | | | ● |
| Traubenkirsche | | | | ● | ● | ● | | | | | | | | |
| Tulpe | | | | ● | | ● | | | | | | | | |
| Vanille | | ● | | ● | ● | ● | | | | | | | | |
| Wacholder | ● | | ● | | | ● | ● | ● | ● | ● | | ● | | ● |
| Waldmeister | | ● | | ● | | | | ● | | ● | | | | |
| Walnussbaum | | | ● | | | | | | ● | | ● | | | |
| Weide | ● | ● | | | | ● | | | | ● | | | | |
| Weinraute | ● | | ● | | ● | ● | | | ● | ● | ● | | | ● |
| Weißdorn | | ● | | ● | | ● | | | ● | ● | | | | |
| Wermut | ● | | ● | ● | | | ● | | ● | ● | | ● | | ● |
| Wilde Möhre | | ● | ● | | ● | | | | | | | | ● | |
| Ysop | ● | | ● | | | | ● | | ● | ● | | | | ● |
| Zimt | | | ● | ● | ● | ● | ● | | ● | | | | | |
| Zistrose | | | | ● | ● | ● | ● | | ● | | | | | |
| Zitronengras | ● | | ● | ● | | ● | ● | | ● | | ● | | | |
| Zitronenmelisse | | ● | | ● | | ● | | ● | | | | | | |
| Zitronenverbene | ● | | ● | ● | | ● | | | | | | | ● | |
| Zunderschwamm | | ● | ● | | | | | | | | | | | |

**Index der deutschen Artnamen**

**Index der wissenschaftlichen Artnamen**

**Bildnachweis**

Umschlag: alle Fotos von den Autorinnen; außer Innenklappe links: Getty Images: 1 (Animaflora), 2 (ppl58), 3 (scisettialfio), 4 (scisettialfio), 5 (Animaflora), 6 (benger)

Autorinnen: 18, 22, 39, 43, 45, 52, 56, 57, 60, 63, 65, 67, 68, 69, 77, 78, 82, 84, 90, 91, 92, 93, 100, 104, 106, 110 links und rechts, 113, 114, 119, 125, 128, 129, 130, 133, 136, 137, 138, 139, 141, 142, 146–151

Adobe Stock: 6 (katarinagondova), 11 (benik.at), 15 (sonyachny), 26 links (Marek Gottschalk), 27 links oben (Animaflora PicsStock), 27 rechts oben (oxie99), 27 links mittig (womue), 27 rechts mittig (Bernd Schmidt), 28 unten (Wolfilser), 29 oben (Vidady), 30 oben (Rhönbergfoto), 30 unten (rdnzl), 31 (chamillew), 32 (emuck), 36 (Alexander Raths), 40 (Darios), 44 (aamulya), 49 (anna.q), 53 (showcake), 54 (mashiki), 72 (Karin Jähne), 75 (Glaser), 81 (JulietPhotography), 86 (Andreas), 94 (Friedberg), 103 (sandra klöckner/EyeEm), 110 mittig (Grzegorz Targosz), 105 (Parker), 120 (roberjzm), 122 (ihorhvozdetskiy), 144 (Patrick Daxenbichler)

Getty Images: 26 rechts (fotyma), 27 unten (keithferrisphoto), 28 oben (hsvrs), 28 links (HHelene), 28 rechts (Animaflora), 29 unten (Floortje), 30 links (pidjoe), 85 (marinowifi), 98 (H_Barth), 116 (Patrick Daxenbichler), 126 (S847), 134 (atlantic-kid)

# DANKSAGUNG

Unser Dank gilt Martin Anderl und Georg Zach für ihre Ideen und das handwerkliche Geschick beim Stövchenbau sowie für das fotografische Festhalten der Arbeitsschritte.
Ein weiterer Dank sei unseren Familien ausgesprochen, die uns in Zeiten intensiven Schreibens des Öfteren den Rücken freigehalten haben, und natürlich auch dem Verlag für die kreativen Impulse und das feine Gespür in der Umsetzung.
Und nicht zu vergessen: Ein Dankeschön an die Wunderwelt Natur, die uns immerwieder lernen und staunen lässt.

**Buchempfehlungen und Quellen**

Allgeier, Riki; Amann, Max: Der himmlische Heilpflanzenführer, Schiedlberg: Bacopa Verlag 2017

Bader, Marlis: Räuchern mit heimischen Kräutern, München: Arkana Verlag 2008

Faltin, Günter: DAVID gegen GOLIATH: Wir können Ökonomie besser, Freiburg: Haufe-Laxeware GmbH & Co. KG 2019

Frasnelli, Johannes: Wir riechen besser als wir denken, Wien-Graz: Molden Verlag 2019

Fuchs, Christine; Maxelon, Caroline: Räucherstoffe aus aller Welt, Stuttgart: Nymphenburger Verlag 2019

Hatt, Hanns; Dee Regine: Das kleine Buch vom Riechen und Schmecken, München: Knaus-Verlag 2012

Heuberger, Eva; Stappen, Iris; Rudolf von Rohr, Regula: Riechen und Fühlen, Munderfing: Verlag Fischer & Gann 2017

Kauderer, Renate: Aromatherapie mit Räucherpflanzen, Graz: print-verlag 2017

Keller, Andreas: Entdecke das Riechen wieder, Berlin: Springer Verlag 2018

Mecozzi, Karin: ARS Herbaria, Dornach: Natura Verlag 2014

Zimmermann, Eliane: Aromatherapie, München: Heinrich Hugendubel Verlag 2008

www.satureja.de
www.celticgarden.de
https://aromapraxis.de
https://www.spektrum.de/kolumne/wie-riechtraining-zum-gehirnjogging-wird/1682626
www.spektrum.de/kolumne/riechen-mit-haut-und-haaren/1658626
https://www.scinexx.de/news/medizin/zitrusduft-hemmt-leberkrebs/
https://www.scinexx.de/news/biowissen/warum-frauen-besser-riechen-koennen/
https://www.youtube.com/watch?v=DmHgZKiU1LE
Vortragsreihe von Professor Dr. Hanns Hatt

Liebe Leserin, lieber Leser,

hat Ihnen dieses Buch gefallen? Dann freuen wir uns über Ihre Weiterempfehlung! Erzählen Sie in Ihrem Freundeskreis davon, in Ihrer Buchhandlung oder bewerten Sie das Buch online.

Wollen Sie weitere Informationen zum Thema? Möchten Sie mit den Autorinnen in Kontakt treten? Wir freuen uns auf Austausch und Anregung unter **leserstimme@styriabooks.at**

Inspiration, Geschenkideen und gute Geschichten finden Sie auf **www.styriabooks.at**

MIX Papier aus verantwortungsvollen Quellen FSC® C014138 FSC www.fsc.org

Product footprint $CO_2$ Neutral NC-CFM-015258 www.nepcon.net

STYRIA BUCHVERLAGE


ISBN 978-3-7088-0791-1

Bücher aus der Verlagsgruppe Styria gibt es
in jeder Buchhandlung und im Online-Shop
www.styriabooks.at

Cover- & Layoutgestaltung: Julia Hollweck
Satz: Helene Hillebrand
Lektorat: Inge Fasan
Projektleitung: Jasmin Parapatits

Druck und Bindung: Finidr
Printed in the EU
7 6 5 4 3 2 1

Hinweis
Die Autorinnen haben für die Inhalte dieses Buches nach bestem Wissen und Gewissen recherchiert und stellen mit den angebotenen Informationen keinen Anspruch auf Vollständigkeit. Weder sie noch der Verlag können Haftung in Bezug auf die Inhalte übernehmen. Hinweise zu den medizinischen Wirkungen der Pflanzen ersetzen nicht den Besuch einer Ärztin/eines Arztes.